절망에서 야채수로
다시 찾은 나의 새생명

이대성
야채수
건강법

절망에서 야채수로
다시 찾은 나의 새생명

이대성
야채수
건강법

수보 이대성 편저

건강신문사
www.kksm.co.kr

| 목 차 |

추천사 _ 말기암을 생기있게 살려놓은 기적같은 건강법의 비결 / 6
책머리에 _ 절망에서 야채수로 다시 찾은 나의 새생명 / 11

기사 1 _ 새 생명의 복음... 신비의 야채수로 생명을 살린다 / 20
기사 2 _ 건강 전도사 천사자연식품 이대성 대표 / 32

 ## 죽음앞에 서다. / 43

1. 검진기록표 / 45
2. 암수술 후 나의 생활 신조, 검진기록표 / 47
3. 나의 1일 생활일정 / 53
4. 나의 1일 식단 메뉴 / 55

 ## 야채수로 다시 살아나다. / 57

1. 최근 진단서 / 59
2. 야채수건강법의 신비 / 60
3. 야채수건강법의 기적같은 효과 / 64
4. 야채수건강법으로 효과를 볼 수 있는 질병 / 67
5. 질병의 효과를 볼 수 있는 기간 / 71
6. 야채수 복용방법 / 74
7. 야채수 복용할 때 생기는 신체적 호전반응 / 76
8. 야채수 만드는 법 / 79
9. 현미차 만드는 법 / 82
10. 기침을 멈추는 무즙 만들기 / 84

3부 야채수 재료별 약리작용 / 85

1. 무 / 87
2. 무청 / 90
3. 당근 / 95
4. 우엉 / 98
5. 표고버섯 / 100

4부 야채수 복용소감 / 103

1. 암(폐암, 간암, 위암, 신장암) / 105
2. 당뇨 / 114
3. 뇌졸중(뇌출혈, 뇌경색) / 119
4. 간질환(간경화, 간종양, C형간염) / 123
5. 위장(위염, 위궤양, 만성 소화불량) / 128
6. 피부, 미용(기미, 점, 여드름, 살결) / 133
7. 아토피 / 138
8. 변비 / 141
9. 만성 피로 회복(활력, 에너지, 컨디션) / 143
10. 노화방지(노화지연, 회춘) / 147
11. 고혈압 / 150
12. 요통, 견비통, 오십견 / 151
13. 불면증 / 152
14. 관절염, 통풍, 류마티스 / 153
15. 다이어트 / 154
16. 기타(숙취, 수족 냉증, 식욕증진) / 155

5부 야채수 궁금증 문답 / 159

6부 부록 / 167

부록 1_새싹의 효능 / 169
부록 2_함초의 효능 / 176

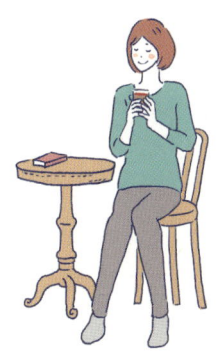

| 추천사 |

말기암을 생기있게 살려놓은 기적같은 건강법의 비결

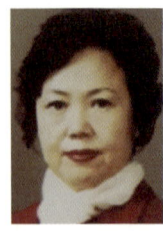

조효연
1946년생
서울 성북구 장위2동
15년 정도 피부관리실 운영
현재는 전업주부

올해 73세인 이대성씨는 성격이 다소 급하지만 불의를 못 참고 대쪽같아 남들과의 타협이 부족하고 식생활도 멋 대로였던 체신 공무원이셨다.

나는 우연한 기회에 대체의학에 관하여 관심을 갖고 있었던 터라 이대성씨를 오랜 세월 알고 지내게 됐다. 그는 꼬장꼬장한 성격의 소유자였지만 휴머니스트였다.

집에서 솜씨 좋은 아내가 만들어 준 별식을 가져와 주

변 사람들과 가끔 푸짐하게 나누어 먹으면서도 정작 본인은 소주로 끼니를 때우는 날이 허다했다.

마른 체격에 소주로의 식사라?? 그렇게 식생활이 엉망이었던 공무원 출신의 대체의학 연구가를 어떻게 이해해야 할까? 죽으려고 환장을 했지. 우리는 혀를 찼지요. 그래도 우리는 은근히 안타까운 마음이 가득했지요.

3, 40대에 그는 우체국 공무원이었고 잘 나가는 노동조합의 관계자였다.

그러나 어느 날 갑자기 암에 걸려 오장을 들어내는 수술을 받고 (말기 암이었음) 15일 밖에 살 수 없다는 의사의 말을 뒤로 한 채 퇴원하여 투병 중에 있다는 지인의 말을 듣고 '드디어 올 때가 왔구나' 하는 생각을 했지요.

그후 우리와 만났을 때에는 암 수술 후라 피골이 상접하고 휘청거리는 걸음걸이, 누렇고 검은 혈색, 차마 눈 뜨고 볼 수 없었던 모습, 의사의 말 대로 '이제 15일, 20일 정도후에는 이 세상 사람이 아니겠구나' 생각되어 무어라 위로의 말을 잇지 못하고 안타까운 마음으로 바라볼 수밖에 없었다.

나는 그 분의 아내를 생각해 봤다. 다른 사람들에게

는 그런 대로 지나칠 일을 아내에게만은 엄격했고 바라는 것이 많아 아내에게 유난히도 화를 많이 내었던 분. 그런 그의 곁을 묵묵히 지켜 주고 그의 사형선고에도 의연했던 보석 같은 아내가 있었기에 15일에서 20일 정도밖에 살 수 없다는 의사의 말이 있었지만 지금은 무려 10년도 넘게 건강하게 살아가고 있고 핏기 없던 얼굴은 불그레한 혈색이 돌고 휘청거리던 발걸음이 힘찬 발걸음으로 되어 있었다.

말기 암으로 오장(위, 식도, 비장, 담낭, 췌장)을 제거했다는 말이 거짓이 아니었을까 생각되어 되물었을 때 그 아저씨는 병원 진단서를 내 앞에 보여 주셨죠. 분명히 진행성 말기 암으로 위, 식도, 비장, 담낭, 췌장을 절제하고 방사선 치료 중이라고 적혀 있었다. 그리고 그 후유증으로 혈당수치도 400을 넘나들던 고혈당 당뇨로 고생하고 있었다(본인 얘기로는 혈당수치가 480정도).

그럼에도 과연 그를 이렇게 생기 있게 살려 놓은 것이 무엇일까? 그 무엇의 힘일까? 기적 같은 삶의 비결이 궁금했습니다. 그는 대체의학 연구가답게 병원의 항암치료를 중단하고 야채수 건강법을 비롯한 자연건강법에

몰입했다고 설명했습니다.

건강신문사에서 발행한 자연건강법을 비롯한 대체의학에 관한 여러종류의 책을 읽고 공부하면서 아내와 함께 또 다른 비법을 창조해 나가고 있다는 말을 하면서 아내가 다려 준 야채수를 한 봉지 내게 주었습니다.

혹시 암을 극복했다 해도 2년 안에는 재발할 가능성이 80% 정도임을 현대의학에서는 상식으로 알고 있었으나 그는 만 12년을 넘게 건강하고 생기있게 살아가고 있지 않는가?

말기암에서 회생하여 새 삶을 살고 있는 환자에게 있어 12년은 건강한 사람의 30년보다도 더 긴 세월 아니겠는가!

그의 삶은 참으로 역경을 뛰어넘은 위대한 승리였다.

그를 그토록 생기 있게 만들어 준 야채수를 비롯한 대체요법의 위력에 감탄과 함께 박수를 보내드립니다.

계속해서 야채수를 체험하고 야채수를 통해 잃어버렸던 건강을 되찾은 동호회 모든 분들에게도 행운이 계속 이어지기를 빌면서 동호회가 더 발전하여 많은 사람들에게 희망의 등불이 될 것을 기원합니다.

　이런 책을 만들어 많은 사람들에게 희망을 주는 건강신문사에도 감사드립니다.

　　　　　　　　　　　조 효 연 Cho

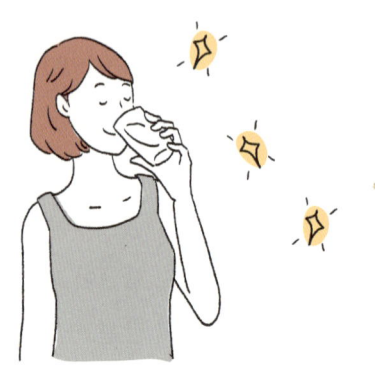

| 책머리에 |

절망에서 야채수로
다시 찾은 나의 새생명

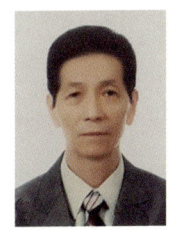

이대성
1946년생
경기도 수원시 파장동
전 체신공무원
010-8210-8275

　나의 인생을 자랑하고 싶어서가 아니라 말기암 환자였던 나를 생기있고 건강하게 살려놓은 기적같은 삶의 비결을 모든 사람들에게 알리고 싶어서 펜을 들었습니다. 저는 1946년 6월 13일생입니다. 25년간 정보통신부에서 근무하다 퇴직한 사람입니다.

　이런 지면을 통해 수원 성 빈센트 병원 외과 수술팀 분들의 노고와 불철주야 관찰하여 주시고 친절히 보살

퍼주신 간호사 선생님들께 고마운 인사 드립니다.

저는 젊었을 때부터 평상시 밥을 잘 먹지 않았고 술안주도 잘 먹지 않고 깡술로만 하루에 소주 2홉들이 8병 정도 먹으며 수십년 살아왔습니다.

술은 18세부터 수술전까지 (2006. 3. 13) 40년이 넘게 마셨는데 그 동안 특별히 아픈 곳은 없었습니다. 1차 진료나 2차 진료에서도 평상시 검사해봤으나 암에 대해선 전혀 발견하지 못했지요. 암은 통증이 있다고 진단 받으면 이미 늦다고 합니다. 그래서 아프기전 정기적으로 검진을 받는 분이 현명한 분입니다. 복지부에서 암조기 발견을 위해 무료 검진을 받을 수 있게 해주고 있는 것은 정말 고맙게 생각해야 될 것입니다. 제가 검진받게 된 동기를 말씀드리겠습니다.

평상시 종합병원에서 정기적으로 검진을 받았으나 아무런 병명이 없었습니다. 다만 앞가슴이 답답하고 해서 진료를 받았으나 병원에서 약만 처방해주어 2개월간 복용했으나 아무런 차도가 없었고 2006년 2월 23일 수원에 있는 한국병원에서 검진을 받았지요. (건강보험조합

검사 통지서를 가지고) 내시경 검사에서 악성위궤양 이라는 병명으로 한국병원 원장님께서 서울대병원 외과로 수술의뢰서를 써주면서 빨리가서 위절제술을 받아야 된다길래 내시경 CD를 받고 쓰러질 것만 같았지요. 그래도 의심스러워 집근처 굿모닝 병원에서 2006.2.27일 내시경 검진을 다시 받아보니 똑같은 촬영이 됐더군요. 이때 조직검사를 함께 의뢰하여 3월 3일 조직검사결과가 나왔는데 병원장께서 딸과 저에게 진행성 말기위암이라고 하였습니다.

가족회의에서 수술하기로 결정하고 2006.3.7일 수원에 있는 카톨릭성빈센트병원에 입원하게 됐지요. 이때까지만 해도 수술을 받기 위해 여러 가지 검사를 했으나 위만 절제술 한다는 판별이 나왔지요. 그러나 위만 수술한다는 수술이 너무나도 시간이 많이 걸렸지요. 수술을 하고 보니 1. 위절제술 2. 담낭절제술 3. 비장절제술 4. 췌장절제술(소장-식도연결) 을 받았지요. 이런 사실들은 수술 후 나중에 알았습니다.

중환자실에서 마취가 깨어 눈을 떠보니 세상이 변한 것 같고 나의 인생이 새로 태어난것 같아 무척 기분이 좋았지요. 갈증이 나서 물 한모금만 먹으면 살 것 같은 간절한 심정이었지만 수술후라 물을 먹을 수 없었습니다..그래서 아내가 입에 물을 적신 가제를 물려주는데 어찌나 고마운지 살고 싶다는 마음 간절한데 수술 후 어차피 며칠못가서 죽을것이라고 수술 10일 후에 곧바로 1차 항암치료에 들어갔지요. (회복 안된 상태에서)

항암치료를 받으니 어찌나 괴롭고 미식거리고 춥고 몸살이 나던지… 밥은 전혀 먹을 수 없었고 못견딜 정도로 아팠지요. (2006. 3. 13 수술)

2006년 4월 2일 퇴원하고 4월 24일 2차 항암치료를 받기위해 입원했지요. (1달 1번씩 7일간 항암주사 맞음) 8회 3일째부터는 도저히 견딜수가 없어 죽을 것만 같았지요. 그런데도 3차 항암은 5월 22일부터 29일까지 죽음을 무릅쓰고 받았지요. 앞으로 8월 말까지 6차 항암치료를 받아야 하기 때문에 긍정적으로 치료를 받아야 된다는 굳은 마음으로 고통도 참고 암을 이겨내고 또 참고 견디어야 한다는 정신을 가졌지요. 항암치료는 2/3정도만 받았습니다.

항암 6차가 지긋지긋하게 끝나고 나니 또 방사선치료

를 받으라는 통보를 받고 10일 정도 받았을 때 어찌나 죽겠는지 도저히 참을 수가 없어 의사의 지시를 거부하고 회복후에 받자는 협의하에 집에서 누워 있던 차 지인 목사님 한분이 건강신문사에서 발간한 자연건강법과 대체의학에 관한 책 몇권을 보내와 읽어보고 또 읽어보고 하여 용량, 용법 등을 잘 숙지하여 긍정적으로 생각하며 복용을 시작했지요.(2006. 4월 퇴원 후) 호전반응이 무척 많이 왔으나 참고 견디며 먹었습니다.

저의 몸이 지금 이렇게 건강해진 이유는 저의 처 고생과 야채수 덕이라고 생각합니다. 매일 아침 공복 1봉, 점심 1봉, 저녁 1봉 복용(약 600cc컵 정도)이 나의 새 생명을 재생시켰습니다. (33개월간 매일 복용)

수술 후 얼마 못가서 죽는다는 제가 수술후 무려 12년이 지난 지금은 수술 전보다 더 건강하고 밥도 잘먹고 운동도 잘하고 아무런 병이 없이 일상생활을 건강히 잘 지내고 있습니다. (정기검사결과 전혀 이상없음. 진단서 발부)

제가 이렇게 투병체험을 책으로 엮어낸 것은 나의 암 체험과 야채수건강법으로 얼마든지 모든 병을 예방할 수 있고 또 암도 극복할 수 있다는 자신감을 주기위해서

입니다. 건강을 잃고 절망하는 환자와 보호자들에게 병을 떨치고 건강하게 살 수 있다는 용기와 자신감을 주고 싶습니다. 암도 치료를 할 수 있다는 자신감을 가지고 건강한 사람은 더욱 더 건강하게 살 수 있다는 마음에서 적어보는 것입니다.

야채수의 재료와 양과 먹는 방법 등 내가 실천한 모든 것을 알리고 싶었습니다. (각 개인의 체질에 따라 양 조절, 달이는데 정성 들여야 됨). 죽음앞에 섰던 피골이 상접한 절망적인 모습과 그때의 심정과 하루하루의 생활까지도 적었습니다.

병원에서 시키는대로 항암치료와 방사선치료를 계속해서 받다가는 그대로 죽을 것만 같아서 중간에 거부하고 중단했습니다.

저의 경험으로 볼때 모든 병은 의사나 병원만을 너무 의지하지 말고, 자기 마음을 병에 대해서 긍정적으로 생각해야 되고 얼마든지 운동요법, 식이요법 등으로도 좋아질 수 있습니다. 병원에서 하라는대로만 하거나 약만 가지고 치료가 될 수는 결코 없습니다. 모든 병의 수술 후는 면역력을 강화시키고 식이·영양요법이 중요합니다. 국가적인 차원에서도 암을 예방하고 또 조기에 발견하거나 치료가 된다면 암에 대한 복지부 예산이나 국민의료비도 많이 절감이 될 것입니다.

저는 그동안 야채수건강법 책(건강신문사 발행)을 누구나 읽어보고 실천할 수 있도록 친지, 지인, 각종 환자들에게 많이 보내주었고 본인들도 야채수를 해먹고 모든 병에 좋아졌다고 많이 전화가 옵니다. (약 3000명 정도)

저는 중증 진행성 말기 암 환자로서 야채수를 30개월 복용 후 완전히 치료 되었고(만 12년이 지났음) 지인, 친척들도 많이 나았지요.

췌장을 잘라내는 수술 때문에 수술후 혈당수치가 400이 넘기도 했었는데 야채수 덕분에 지금은 그렇게 높던 혈당도 정상이 되었습니다. 이같은 저의 사례를 많은 사람들에게 알렸으면 해서 이런 투병기록을 건강신문사에 보내 이렇게 책으로 엮었습니다. 그동안 KBS, MBC, MBN을 비롯한 여러 언론에서 취재를 하여 소개되기도 했습니다.

2018년 6월

이대섭

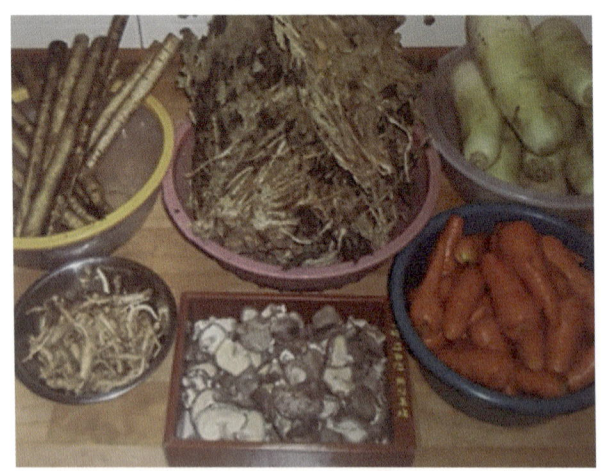

아내를 비롯한 가족들이 산지에서 직접 구입한 무공해 야채수 재료들

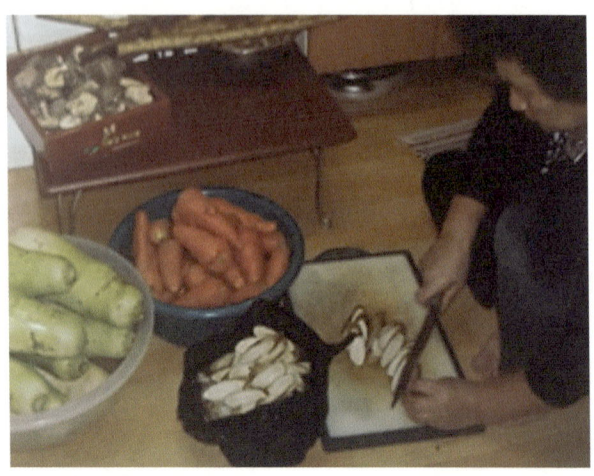

야채수를 만들기 위해 무공해 야채수 재료들을 아내가 직접 다듬고 있다.

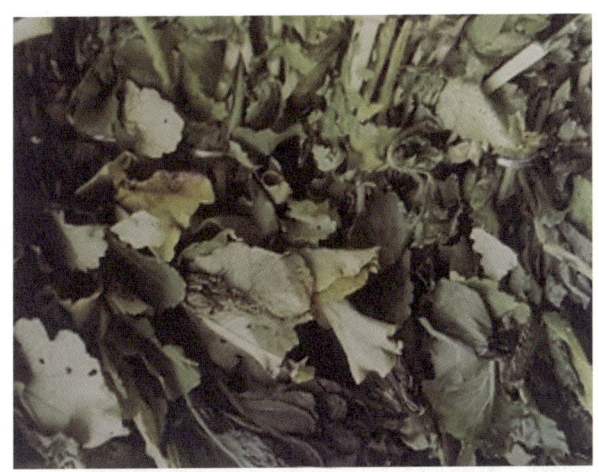

산지에서 직접 수거해서 벽에 걸어 말리고 있는 무공해 무청

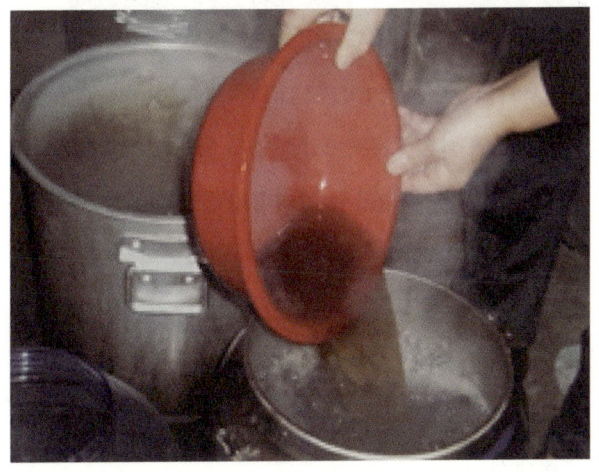

끓인 야채수를 아내가 체로 걸르기 위해 식히고 있다.

월드코리아 2012년8월호

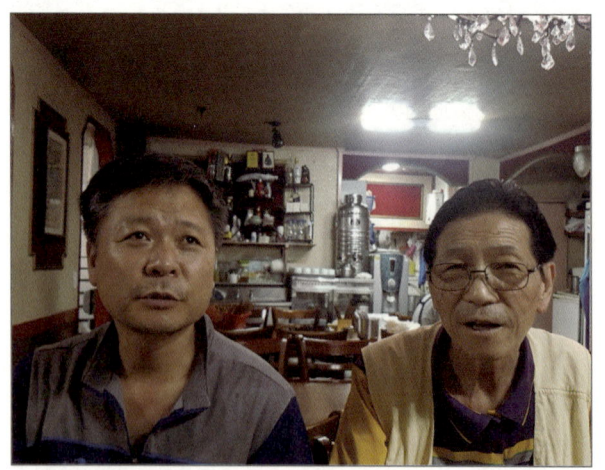

천사자연식품 수보 이대성 대표
새 생명의 복음... 신비의 야채수로 생명을 살린다
채식습관으로 불치의 암 몰아낸다

"현재 지구촌 병마에 시달리고 있는 수많은 사람들에게 정성껏 다려서 만든 야채수로 병이 걸리지 않게끔 건강유지를 위해 큰 역할을 하고 있는 우리 시대 천사 수보 이대성 대표"

위, 식도, 비장, 췌장, 담낭등 5개의 장기 잃고 만난 야채수

몇 해 전부터 우리나라에도 '디톡스'와 '매크로바이오틱'이란 생소한 용어가 유행처럼 번지기 시작했다. 인체 내에 축적된 독소를 빼낸다는 개념의 디톡스 요법과 유기농이나 자연 농법의 곡물과 채소를 중심으로 한 식사를 하는 채식주의의 개념을 의미하는 매크로바이오틱은 모두 채식주의 식습관을 바탕으로 한다. 이와 같은 채식 열풍이 불게 된 이유는 암의 발병 원인이 과도한 육류 섭취와 스트레스, 자극적인 맛에 길들여진 식습관 때문이라는 연구 결과들이 속속 밝혀지면서 부터일 것이다.

우리나라 사람들의 육류 섭취는 늘어난 데 비해 과일과 채소의 섭취가 상대적으로 줄어들고 있다. 먹을거리의 오염도 간과할 수 없는 문제. 농약으로 뒤덮인 수입산 식품이 우리 식탁의 절반을 차지하고 있는 실정이다. 맵고 짠 음식을 먹는 것도 암을 유발하는데 일조한다. 여기에 휴식도 운동도 없이 연속되는 과로와 그로 인해 쌓이는 스트레스. 그 스트레스를 해소하기 위해 술과 담배를 소비하는 악순환이 이어진다.

이처럼 암을 유발하는 해로운 식습관을 개선해야만 암으로부터 자유로워질 수 있다는 얘기인데, 과연 야채수가 암 극복의 실마리가 될 수 있을까. 최근 당뇨나 고혈압 같은 질환마저 증가하면서 가족의 건강을 위협하고 있다. 게다가 대한민국의 암 발병률은 OECD 국가 중 최고 수준이라는 불편한 통계마저 나와 있다. 인류가 가장 두려워하는 병, 암이 유독 우리나라에서 많이 발병하는 이유에 대해서는 다양한 견해가 있겠지만, 채식주의 식습관이 암 극복의 화두로 제시되면서 '신비의 야채수'가 다시금 주목받고 있다.

야채수 전문 업체, 천사자연식품 대표이자 화제의 색 〈신비의 야채수 생명을 살리다〉의 저자인 이대성 대표는 야채수의 효능을 몸소 체험하면서 암 치유의 실마리를 찾게 되었다고 말한다.

"암은 인류가 가장 무서워하고 두려워하는 병이지요. 암세포는 순식간에 다른 세포로 갈 영양분을 빼앗아 가 한번 생기면 걷잡을 수 없는 엄청난 속도로 증식하기 때문에 누구든지 암 진단을 받게 되면 충격을 받게 됩니다. 저 역시 그랬으니까요."

이대성 대표는 2006년 암 선고를 받고 위와 식도, 비장, 췌장, 담낭이라는 5개의 장기 절제수술을 받은 바 있다.

야채수요법의 신비

각종 암 세포를 제압하는 천적이 있다고 한다. 바로 야채수다. (체내 면역 기능 증진, 생체 소생) 암세포를 발견만 하면 삽시간에 둘러싸 암세포를 제압하는 불가사의한 힘을 가지고 있다. 암, 당뇨에 효과를 나타내며 경험적 사실로 확인 되고 있다.(사례자:위, 식도, 비장, 췌장, 담낭 절제했음) 고혈압, 전립선, 골다공증, 아토피성, 뇌종양, 부정맥, 피로, 심장질환에도 효과.

"처음 암 선고를 받고 수술대에 올랐을 때는 위만 절제하는 것으로 알았는데, 막상 안을 들여다보니 비장, 췌장, 담낭으로 전이돼 굳어 있는 암이었다고 하더군요. 이후 입원과 퇴원을 반복하면서 6차례에 걸친 항암치료를 받았는데, 죽기보다 견디기 힘든 고통이었습니다."

 이 대표는 이 과정에서 죽을 고비를 여러 번 넘겼다고 했다. 그러던 중 지인으로부터 민간요법 책을 소개받게 되는데, 당시 일본 전역에서 선풍적인 인기를 얻었던 민간의학자, 다페이 시가즈가 고안한 야채수와 현미차 건강법이었다.

 이 대표는 야채의 용량과 달이는 방법, 복용 과정을 숙지하고 긍정적으로 생각하면서 야채수를 복용하기 시작했다. 처음에는 비위가 맞지 않아 먹는데 어려움이 있었다. 하지만 그의 아내가 먹고 나서 아토피성 피부병이 없어졌다고 하여 그때서야 소변요법과 같이 복용하기 시작했고 오늘날까지 자신의 몸으로 직접 체험하고 임상실험을 거듭하여 한국인의 체질에 맞는 개량된 야채수 제조법을 연구, 꾸준히 먹게 되었다고. 그 후 2008년 그는 종합검사 결과 아무런 병이 없다는 것으로 판정받았고, 지금은 수술 전보다 더 밥도 잘 먹고 운동도 잘 하는 건강한 삶을 살게 되었다.

 이 대표는 암을 극복하고 난 지금에 와서야 지난 15년 전 자신의 삶을 후회하게 되었다고 말한다. 25여 년간 체신부 우체국 공무원으로 일하면서 노조 활동을 해왔던 그는 동료들과의 술자리가 잦았다고 한다.

"제 병은 지금 생각해 보면 약 15년 전부터 생긴 것으로 봅니다. 아침부터 해장술로 시작해 하루에 약 7~8병의 소주를 마셨지요. 술주정도 없고, 특별히 아픈 곳을 느끼지 못하다보니 60세까지 그렇게 살았습니다. 참 한심한 행동이었죠."

그는 가족과 함께 하는 채식 위주의 규칙적인 식사 습관이 우리 몸을 건강한 체질로 개선시켜 준다는 사실을 깨닫기까지 먼 길을 돌아와야만 했다. 이 대표는 야채수로 건강을 되찾은 후, 자신처럼 암으로 고통 받는 환자들에게 그동안 직접 체험하고 효과를 인정받은 야채수 식이요법을 소개해 희망을 나누는 일에 힘쓰고 있다.

신비의 야채수 암을 정복하다

일본 식이요법회 회장이자 세포학 박사인 다페이 시가즈로부터 창시된 야채수 건강법은 이미 일본에서는 1987년부터 소개되어 말기암 환자에게도 그 효과가 널리 입증된 식이요법이다.

자연의 미생물에 의해 성장한 야채는 어느 항생 물질보다 효과적인 우리 몸의 보약과도 같다. 그 중에서도 무, 무청, 당근, 우엉, 표고버섯이라는 5가지 야채로 만든 야채수는 인체의 3가지 기본물질인 체세포. 콜라겐. 칼슘을 평형시키며 인간의 건강 유지에 반드시 필요한 엽록소, 철분, 미네랄 등 각종 비타민을 풍부하게 공급해준다. 또한 암세포의 특성상 암에만 즐겨 달라붙는 물질들이 있는데 야채수에 이 물질들이 다량 포함돼 있어 암세포를 발견하기만 하면 그 주위를 삽시간에 둘러싸 암세포를 제압하는 불가사의한 힘을 가지고 있다고 한다. 때문에 야채수가 바로 이 암을 꼼짝 못하게 하는 천적이라는 것이다.

뿐만 아니라 체세포의 활동을 원활하게 도와주고, 체내의 불필요한 독소들을 내보내고, 우리 몸 자체의 치유능력을 향상시켜주기 때문에 암을 예방하는 효과도 볼 수 있다. 이처럼 야채수가 신체에 영양의 균형을 맞추는 것과 약물중독에서부터 암. 당뇨 치료에 이르기까지 경이적인 효과를 보이고 있다.

이대성 대표는 그의 저서 〈신비의 야채수, 생명을 살리다〉를 통해 암 치료를 위해 수술과 화학요법까지 사용했던 자신의 사례를 소개하면서, 의학적인 치료만으로는 근본적인 문제를 해결할 수 없다고 이야기한다. 그는 다페이 시가즈가 개발한 야채수를 토대로 한국인들의 체질과 자연환경에 맞도록 개선하기 위해 수많은 동물실험을 하여 상당한 효과를 얻을 수 있었다고 밝혔다. 또한 확실한 검증을 위하여 연구자 본인과 가족이 직접 실험에 참가했다. 그리고 자신의 몸에 암세포를 10번이나 주입하고 치료하는 과정을 거쳐 자신 있게 효험이 있다는 것을 스스로 입증할 수 있었다고 한다.

"저는 야채수 개발을 통해 모든 병은 민간요법으로도 얼마든지 예방할 수 있고, 잃었던 건강도 되찾을 수 있다는 것을 알리고 싶습니다. 모든 병을 병원에만 의지하지 말고 자기 마음을 다스려, 나는 나을 수 있다고 긍정적으로 생각하면 좋겠습니다." 라며 밝게 웃는 이 대표. 투병생활을 견디면서 성격마저 매우 온화해졌음을 새삼 느낀단다.

이 대표는 2009년부터 회사를 설립하여 신비의 야채

수 제품 개발에 힘쓰고 있다. 제조 공정부터 깐깐하게 체크하고, 무공해의 신선한 재료로 만들기 위해 유난스러우리만큼 공을 들인다.

"야채수는 중국에서만 200~300만 명이 복용하고 있을 만큼 관심이 지대합니다. 중국에도 제조 납품회사를 계약했지만 향후 중국뿐만 아니라 전 세계로 진출하여 야채수를 알리고 싶습니다."

현재 인터넷을 통해 온라인 제품 구매 문의가 급격히 증가하고 있어, 오프라인에서도 판매처를 확대해 나가고 있다고 한다. 게다가 자신의 식이요법 노하우를 전파하기 위해 저술 활동을 비롯한 여러 가지 봉사 활동을 활발히 하고 있다. 특히 스포츠마사지 1급, 카이로프락틱 2급, 황수관 박사의 건강다이어트 1급 등 체신 공무원 시절부터 취득하기 시작한 건강 관련 자격증이 이 같은 봉사 활동의 밑거름이 되고 있다.

암으로부터 해방을... 제2의 삶 '건강생활백서'

건강을 되찾은 후, 요즘 이 대표의 하루는 젊은 시절

못지않게 활기차다. 그는 완치 이후 새로 얻은 제2의 삶을 어떻게 보내고 있는 걸까?

이 대표는 매일 수원 집에서 사무실이 있는 서울 동대문까지 대중교통과 도보로 출퇴근한다. 버스와 지하철을 갈아타면서 자연스럽게 3천보 정도를 걷고, 사무실에 와서는 업무 후 점심을 먹고 난 뒤, 사무실 근처 동묘에 가서 이런 저런 구경을 하며 청계천까지 약 7천보를 걷는다고 한다. 하루 1만보 이상을 걷는 셈이니 운동이 따로 필요치 않을 정도이다. 이후 저녁 6시 30분 경 집에 도착하여 저녁 식사를 하고 저녁 10시까지 휴식을 하다가 11시에 취침을 하여 다음날 새벽 5시 30분에 기상을 한다. 식사는 채식 위주의 식단으로 적당량을 먹으며, 가벼운 간식을 자주 즐긴다고 한다. 그는 이렇게 규칙적인 일과와 식단 조절을 꾸준히 이어오고 있다.

그는 자신이 실천하고 있는 꼭 지켜야 할 음식습관 몇 가지를 소개하였다. 먼저 무조건 잘 씹어서 먹어야 한다는 것이다. 만약 암 투병 중인 환자라면 껌을 자주 씹어 음식을 먹을 때 목이 마르지 않도록 해주고, 과일 주스를 갈아 마시라고 권하였다. 음식은 가능하면 짜지 않고 맵지 않게 조리하여 먹는 게 좋다. 식단은 감자볶음, 시김치무침, 가지무침, 콩자반, 돼지고기장조림, 된장국 같은 평범하지만 영양소가 고르게 들어있는 식단이 좋으며, 카레와 같은 음식은 모든 영양성분이 풍부하고 암을 예방하는 성분이 있으니 즐겨 먹는 것도 좋은 방법이라고 소개했다. 간식은 고구마, 감자, 단호박찜, 바나나, 과일주스 등으로 적당량을 지켜 먹는 것이 중요하다고 강조했다.

그리 특별할 것도 없는 흔한 야채가 내 몸을 살리는 약이 된다는 것을 암 투병의 뼈아픈 과정 속에서 깨닫고 난 뒤, 이대성 대표의 인생 목표는 '건강을 위한 삶을 사는 것'이 되었다. 건강을 잃기 전에 지키고 싶다면, 우리 모두가 그의 인생 목표이자 단순한 삶의 진리를 되새겨 봐야할 것 같다.

현재 이대성 대표는... 블로그 이대성 야채수

야채수 전문가로 천사자연식품 (http://www.uknfs.co.kr)을 운영하고 유기농 야채수를 개발. 제조하고 있으며, 야채수 복용을 통한 자신의 암 치유 성과를 널리 알리기 위해 다양한 저술활동과 상담활동을 활발히 하고 있다. 저서로는 〈야채수로 다시 찾은 나의 새 생명〉과 〈신비의 야채수 생명을 살리다〉가 있다.

상담전화: 010-8210-8275

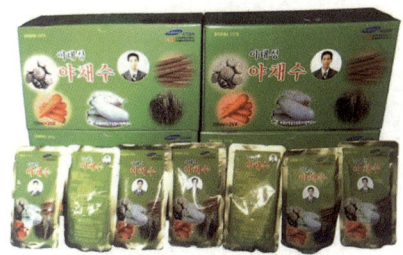
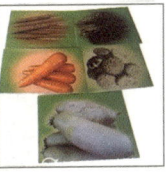

기사 2

서울 매거진 2011년 7월호

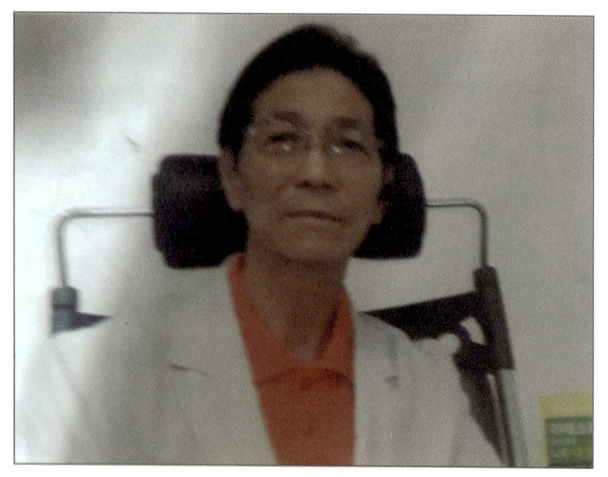

**새 생명의 복음... 신비스런 야채수
채식습관으로 불치의 암 몰아낸다
건강 전도사 천사자연식품 이대성 대표**

요즘 구제역 여파로 육류 섭취의 불안감이 해소되지 않은데다 당뇨나 고혈압 같은 질환마저 증가하면서 가족의 건강을 위협하고 있다. 게다가 대한민국의 암 발병률은 OCED 국가 중 최고 수준이라는 불편한 통계마저 나와있다. 인류가 가장 두려워하는 병, 암이 유독 우리 나라에서 많이 발병하는 이유에 대해서는 다양한 견해가 있겠지만, 채식주의 식습관이 암 극복의 화두로 제시되면서 '신비의 야채수'가 다시금 주목받고 있다.

5개 장기 잃고 만난 야채수

몇 해 전부터 우리나라에도 '디톡스'와 '매크로바이오틱'이란 생소한 용어가 유행처럼 번지기 시작했다. 인체 내에 축적된 독소를 빼낸다는 개념의 디톡스 요법과 유기농이나 자연 농법의 곡물과 채소를 중심으로 한 식사를 하는 채식주의의 개념을 의미하는 매크로바이오틱은 모두 채식주의 식습관을 바탕으로 한다. 이와 같은 채식 열풍이 불게 된 이유는 암의 발병 원인이 과도한 육류 섭취와 스트레스, 자극적인 맛에 길들여진 식습관 때문이라는 연구 결과들이 속속 밝혀지면서 부터일 것이다.

우리나라 사람들의 육류 섭취는 늘어난데 비해 과일과 채소의 섭취가 상대적으로 줄어들고 있다. 먹을거리의 오염도 간과할 수 없는 문제. 농약으로 뒤덮인 수입산 식품이 우리 식탁의 절반을 차지하고 있는 실정이다. 맵고 짠 음식을 먹는 것도 암을 유발하는데 일조한다. 여기에 휴식도 운동도 없이 연속되는 과로와 그로 인해 쌓이는 스트레스. 그 스트레스를 해소하기 위해 술과 담배를 소비하는 악순환이 이어진다.

이처럼 암을 유발하는 해로운 식습관을 개선해야만 암으로부터 자유로워질 수 있다는 얘기인데, 과연 야채수가 암 극복의 실마리가 될 수 있을까.

야채수 전문 업체, 천사자연식품 대표이자 화제의 책 〈신비의 야채수, 생명을 살리다〉의 저자인 이대성 대표는 야채수의 효능을 몸소 체험하면서 암 치유의 실마리를 찾게 되었다고 말한다.

"암은 인류가 가장 무서워하고 두려워하는 병이지요. 암세포는 순식간에 다른 세포로 갈 영양분을 빼앗아 가 한번 생기면 걷잡을 수 없는 엄청난 속도로 증식하기 때문에 누구든지 암 진단을 받게 되면 충격을 받게 됩니다. 저 역시 그랬으니까요."

이대성 대표는 2006년 암 선고를 받고 위와 식도, 비장, 췌장, 담낭이라는 5개의 장기 절제 수술을 받은 바 있다.

"처음 암 선고를 받고 수술대에 올랐을 때는 위만 절제하는 것으로 알았는데, 막상 안을 들여다보니 비장, 췌장, 담낭으로 전이돼 굳어 있는 암이었다고 하더군요. 이후 입원과 퇴원을 반복하면서 6차례에 걸친 항암치료를 받는데, 죽기보다 견디기 힘든 고통이었습니다."

이 대표는 이 과정에서 죽을 고비를 여러 번 넘겼다고 했다. 그러던 중 지인으로부터 민간요법 책을 소개받게 되는데, 당시 일본 전역에서 선풍적인 인기를 얻었던 민간의학자, 다페이 시가즈가 고안한 야채수와 현미차 건강법이었다.

이 대표는 야채의 용량과 달이는 방법, 복용 과정을 숙지하고 긍정적으로 생각하면서 야채수를 복용하기 시작했다. 처음에는 비위가 맞지 않아 먹는데 어려움이 있었다. 하지만 그의 아내가 먹고 나서 아토피성 피부병이 없어졌다고 하여 그때서야 소변요법과 같이 복용하기 시작했고 오늘날까지 자신의 몸으로 직접 체험하고 임상실험을 거듭하여 한국인의 체질에 맞는 개량된 야채수 제조법을 연구, 꾸준히 먹게 되었다고. 그후 2008년 그는 종합검사 결과 아무런 병이 없다는 것으로 판정받았고, 지금은 수술 전보다 더 밥도 잘 먹고 운동도 잘 하는 건강한 삶을 살게 되었다.

이 대표는 암을 극복하고 난 지금에 와서야 지난 15년 전 자신의 삶을 후회하게 되었다고 말한다. 20여 년간 체신부 우체국 공무원으로 일하면서 노조 활동을 해왔던 그는 동료들과의 술자리가 잦았다고 한다.
"제 병은 지금 생각해 보면 약 15년 전부터 생긴 것으로 봅니다. 아침부터 해장술로 시작해 하루에 약 7~8병의 소주를 마셨지요. 술주정도 없고, 특별히 아픈 곳을 느끼지 못하다보니 60세까지 그렇게 살았습니다. 참 한심한 행동이었죠. 지금은 하루에 막걸리를 7병 마시고 있습니다."
그는 가족과 함께 하는 채식 위주의 규칙적인 식사 습관이 우리 몸을 건강한 체질로 개선시켜 준다는 사실을 깨닫기 까지 먼 길을 돌아와야만 했다. 이 대표는 야채수로 건강을 되찾은 후, 자신처럼 암으로 고통 받는 환자들에게 그동안 직접 체험하고 효과를 인정받은 야채수 식이요법을 소개해 희망을 나누는 일에 힘쓰고 있다.

암도 굴복시키는 신비의 야채수

일본 식이요법회 회장이자 세포학박사인 다페이 시가즈로부터 창시된 야채수 건강법은 이미 일본에서는 1987년부터 소개되어 말기암 환자에게도 그 효과가 널리 입증된 식이요법이다.

자연의 미생물에 의해 성장한 야채는 어느 항생 물질보다 효과적인 우리 몸의 보약과도 같다. 그 중에서도 무, 무청, 당근, 우엉, 표고버섯이라는 5가지 야채로 만든 야채수는 인체의 3가지 기본물질인 체세포, 콜라겐, 칼슘을 평형시키며 인간의 건강 유지에 반드시 필요한 엽록소, 철분, 미네랄 등 각종 비타민을 풍부하게 공급해 준다. 또한 암세포의 특성상 암에만 즐겨 달라붙는 물질들이 있는데 야채수에 이 물질들이 다량 포함돼 있어 암세포를 발견하기만 하면 그 주위를 삽시간에 둘러싸 암세포를 제압하는 불가사의한 힘을 가지고 있다고 한다. 때문에 야채수가 바로 이 암을 꼼짝 못하게 하는 천적이라는 것이다.

뿐만 아니라 체세포의 활동을 원활하게 도와주고, 체내의 불필요한 독소들을 내보내고, 우리 몸 자체의 치유

능력을 향상시켜주기 때문에 암을 예방하는 효과도 볼 수 있다. 이처럼 야채수가 신체에 영양의 균형을 맞추는 것과 약물중독에서부터 암, 당뇨 치료에 이르기까지 경이적인 효과를 보이고 있다.

이대성 대표는 그의 저서 〈신비의 야채수, 생명을 살리다〉를 통해 암 치료를 위해 수술과 화학요법까지 사용했던 자신의 사례를 소개하면서, 의학적인 치료만으로는 근본적인 문제를 해결할 수 없다고 이야기한다. 그는 다페이 시가즈가 개발한 야채수를 토대로 한국인들의 체질과 자연환경에 맞도록 개선하기 위해 수많은 동물실험을 하여 상당한 효과를 얻을 수 있었다고 밝혔다. 또한 확실한 검증을 위하여 연구자 본인과 가족이 직접 실험에 참가했다. 그리고 자신의 몸에 암세포를 10번이나 주입하고 치료하는 과정을 거쳐 자신 있게 효험이 있다는 것을 스스로 입증할 수 있었다고 한다.

"저는 야채수 개발을 통해 모든 병은 민간요법으로도 얼마든지 예방할 수 있고, 잃었던 건강도 되찾을 수 있다는 것을 알리고 싶습니다. 모든 병을 병원에만 의지하지 말고 자기 마음을 다스려, 나는 나을 수 있다고 긍정적으로 생각하면 좋겠습니다." 라며 밝게 웃는 이 대표. 투병생활을 건디면서 성격마저 매우 온화해졌음을 새삼 느낀단다.

이 대표는 2009년부터 회사를 설립하여 신비의 야채수 제품 개발에 힘쓰고 있다. 제조 공정부터 깐깐하게 체크하고, 무공해의 신선한 재료로 만들기 위해 유난스러우리만큼 공을 들인다.

"야채수는 중국에서만 200~300만 명이 복용하고 있을 만큼 관심이 지대합니다. 중국에도 제조 납품회사를 계약했지만 현재 자금 부족으로 오픈을 하지 못하고 있는 실정이지요. 자금이 확보되면 중국뿐만 아니라 전 세계로 진출하여 야채수를 알리고 싶습니다."

현재 인터넷을 통해 온라인 제품 구매 문의가 급격히 증가하고 있어, 오프라인에서도 판매처를 확대해 나가고 있다고 한다. 게다가 자신의 식이요법 노하우를 전파하기 위해 저술 활동을 비롯한 여러 가지 봉사 활동을 활발히 하고 있다. 특히 스포츠마사지 1급, 카이로프락틱 2급, 황수관 박사의 건강 다이어트 1급 등 체신 공무원 시절부터 취득하기 시작한 건강 관련 자격증이 이 같은 봉사 활동의 밑거름이 되고 있다고.

암으로부터 해방을... '건강생활백서'

건강을 되찾은 후, 요즘 이 대표의 하루는 젊은 시절 못지않게 활기차다. 그는 완치 이후 새로 얻은 제 2의 삶을 어떻게 보내고 있는 걸까?

이 대표는 매일 수원 집에서 사무실이 있는 서울 동대문까지 대중교통과 도보로 출퇴근한다. 버스와 지하철을 갈아타면서 자연스럽게 3천보 정도를 걷고, 사무실에 와서는 업무 후 점심을 먹고 난 뒤, 사무실 근처 동묘에 가서 이런 저런 구경을 하며 청계천까지 약 7천보를 걷는다고 한다. 하루 1만보 이상을 걷는 셈이니 운동이 따로 필요치 않을 정도이다. 이후 저녁 6시 30분 경 집에 도착하여 저녁 식사를 하고 저녁 10시까지 휴식을 하다가 11시에 취침을 하여 다음날 새벽 5시 30분에 기상을 한다. 식사는 채식 위주의 식단으로 적당량을 먹으며, 가벼운 간식을 자주 즐긴다고 한다. 그는 이렇게 규칙적인 일과와 식단 조절을 꾸준히 이어오고 있다.

그는 자신이 실천하고 있는 꼭 지켜야 할 음식습관 몇 가지를 소개하였다. 먼저 무조건 잘 씹어서 먹어야 한다는 것이다. 만약 암투병 중인 환자라면 껌을 자주 씹어 음식을 먹을 때 목이 마르지 않도록 해주고, 과일 주스를 갈아 마시라고 권하였다. 음식은 가능하면 짜지 않고 맵지 않게 조리하여 먹는 게 좋다. 식단은 감자볶음, 시금치무침, 가지무침, 콩자반, 돼지고기장조림, 된장국 같은 평범하지만 영양소가 고르게 들어있는 식단이 좋으며, 카레와 같은 음식은 모든 영양성분이 풍부하고 암을 예방하는 성분이 있으니 즐겨 먹는 것도 좋은 방법이라고 소개했다. 간식은 고구마, 감자, 단호박찜, 바나나, 과일주스 등으로 적당량을 지켜 먹는 것이 중요하다고 강조했다.

그리 특별할 것도 없는 흔한 야채가 내 몸을 살리는 약이 된다는 것을 암 투병의 뼈아픈 과정 속에서 깨닫고 난 뒤, 이대성 대표의 인생 목표는 '건강을 위한 삶을 사는 것'이 되었다. 건강을 잃기 전에 지키고 싶다면, 우리 모두가 그의 인생 목표이자 단순한 삶의 진리를 되새겨 봐야할 것 같다.

이대성 대표는...

야채수 전문가로 천사자연식품 (http://www.uknfs.co.kr)을 운영하며 유기농 야채수를 개발. 제조하고 있으며, 야채수 복용을 통한 자신의 암 치유 성과를 널리 알리기 위해 다양한 저술활동과 상담활동을 활발히 하고 있다. 블로그 이대성 야채수. 저서로는 〈야채수로 다시 찾은 나의 새 생명〉과 〈신비의 야채수, 생명을 살리다〉가 있다. 상담전화: 010-8210-8275

(김준현기자)

1부

죽음앞에 서다.

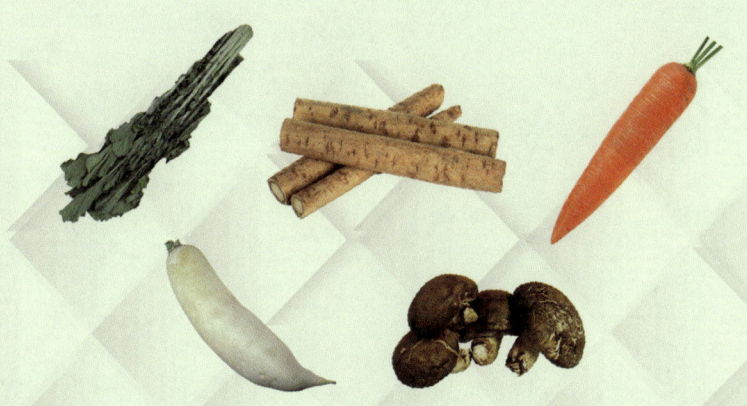

1. 검진기록표

병원진단서 및 의사소견서

진 단 서

병록번호: 0997
연 번 호: 2006   주민등록번호: 460613 - 10677

| 성 명 | 이대성 | 성별 | 남 | 생년월일 | 1946년 06월 13일 | 연 령 | 만 60 세 |
| 주 소 | 경기도 수원시 장안구 파장동 | | | | 전화: 010-3045- | | |

병 명
제출진단

진행성 위암.

한국전명분류번호
C16.9

발 병 일 : ---   진 단 간 : ---

향 후
치 료
의 견

상병으로 2006. 3. 13일 수술(위 전절제술 및
담낭전제술, 췌장미부 전절제술, 비장전제술)을
실시하고 항암화학요법중임.

비 고   용 도

위와 같이 진단함

발 행 일   2006 년 04 월 11 일
의 료 기 관   수원시 팔달구 지동 104-6
주소 및 명칭 가톨릭대학교 성 빈센트병원
전   화   031)249-7114, 8114   FAX : 031)248-5520

면허번호 제 115   호   의사성명   박   (인)

※병원 지인날인을 별비 받으셔야 합니다.

소 견 서

연번: 40

성 명	이대성	성 별	남	연 령	61 세
주 소	수원시 장안구 파장동		주민등록번호		460613-10677■■■
상병부위 및 상병명	위암 --- 위 절제수술 후 상태				C169
발병(신고) 일시	시 분				
소견서 내용					

진행성 위암으로 06년 3월 위절제 수술 후
07년 6월 현재까지 재발소견 없으며
전신건강상태가 양호한 정도로 생활하고 있습니다

발행일: 2007-06-20

의료기관명칭: 굿모닝내과의원

담당의사: 면허번호 제　39125　호

의사 주■■■　(인)

2. 암수술 후 나의 생활 신조

굿모닝내과 의원

"이대성"님의 2007년 9월 20일 건강진단결과, 성별:남, 연령:62

일반혈액검사

검사 명칭	참조치	관련질병	검사결과	단위
WBC	4-10		4800	
Hgb(광전비색법)	12-18		12.0	
Hct	42-52		35.1	
Plt	150-450		278	

기타검사

검사 명칭	참조치	관련질병	검사결과	단위
SGOT	0-40		35	
SGPT	0-38		50	
포스파타제(알칼리)	34-114		100	
T-bil (총빌리루빈)	0-1.2		0.5	
alb	3.8-5.1		4.4	
요소질소 BUN(NPN포함)	8-23		12.8	
크레아티닌	0.7-1.5		0.8	
T-cholesterol	140-240		175	
TG (트리그리세라이드)	30-150		106	
당검사(정량)			94	
micro.(요침사현미경검사)				
UA (요일반검사10종)			p:-g:-(w:-)	
대장암종양지표	0-5		1.99	
R-GTP	0-50		28	

복부초음파검사 [2007년 9월 20일 검사]

liver shows diffuse increased echo.
Post cholecystectomy, Post splenectomy.
No Pancreas tail due to OP.
BK are not remarkable.
Otherwise not remarkable.

IMP: Mild Fatty liver, cholecystectomy & splenectomy. state .

굿모닝내과 의원

"이대성"님의 2008년 1월 7일 건강진단결과, 성별:남, 연령:62

기타검사

검사 명칭	참조치	관련질병	검사결과	단위
SGOT	0-40		35	
SGPT	0-38		49	
포스파타제(알칼리)	34-114		82	
R-GTP	0-50		28	
T-bil (총빌리루빈)	0-1.2		0.8	
총단백정량	6.6-8.3		6.6	
alb	3.8-5.1		3.9	
총콜레스테롤정량	140-240		159	
HDL 콜레스테롤	30-50		49.7	
요소질소 BUN(NPN포함)	8-23		15.7	
크레아티닌	0.7-1.5		1.1	
요일반검사10종까지				
요침사현미경검사			g;+	
WBC	4-10		4900	
RBC	4.7-6.1		3.77	
Hgb(광전비색법)	12-18		12.9	
Hct	42-52		33.6	
Plt	150-450		301	
대장암종양지표	0-5		1.97	
당검사(정량)	70-110		201	

흉부[직접]2매 영상의학과전문의판독[2008년 1월 7일 검사]

WNL

복부초음파검사[2008년 1월 7일 검사]

mild fxL

발급일:2008-08-01 발급처:굿모닝내과 의원 담당의:강   Tel:031-253-8575   Page: 1

일반건강검진 결과통보서 (1차검진)

국민건강보험공단

성 명	이대성	주민등록번호	460613-1******
사업장명		지점명	부서명

구분	검사항목	관련질환	결과 2008년	년	참 고 치 정상A(건강양호)	정상B(건강에 이상은 없으나 자기관리 및 예방조치 필요)
체위검사	신장		167 cm	cm		
	체중		50 kg	kg		
	허리둘레	비만	73 cm	cm	남 90미만, 여 85미만	
	비만도		저체중		①저체중 ②정상체중 ③비만1단계 ④비만2단계 ⑤비만3단계	
	시력(좌/우)		1.2 / 1.2			
	청력(좌/우)		정상 / 정상			
	혈압(최고/최저)	고혈압	110 / 75 mmHg	mmHg	120미만 / 80미만	120-139 / 80-89
요검사	요당	신장질환 및 당뇨질환	음성		음성	약양성 ±
	요단백		음성		음성	약양성 ±
	요잠혈		음성		음성	약양성 ±
	요 pH		5.0 pH	pH	5.5-7.5	5.0-5.4, 7.6-8.0
혈액검사	혈색소	빈혈등	12.9 g/dL	g/dL	남:13-16.5 여:12-15.5	남:12-12.9, 16.6-17.5 여:10-11.9, 15.6-16.5
	혈당 (식전)	당뇨질환	107 mg/dL	mg/dL	100미만	100-125
	총콜레스테롤	고혈압, 고지혈증, 동맥경화	186 mg/dL	mg/dL	200미만	200-239
	AST(SGOT)	간장질환	42 U/L	U/L	40이하	41-50
	ALT(SGPT)		73 U/L	U/L	35이하	36-45
	감마지티피		28 U/L	U/L	남:11-63, 여:8-35	남:64-77, 여:36-45
B형 간염 검사		간장질환, 간암	-	-		
흉부방사선검사	형별구분	폐결핵, 흉부질환	착활	비활동성	정상, 비활동성	
심전도검사		고혈압, 고지혈, 심근경색등	고혈압으로 생기는 심비대		정상	

진찰병력	과거병력	각종 질환의 진찰		외상 및 후유증	무
상담	생활습관	및 기초검사	양호	일반상태	보통

판 정	질환의심: 간장질환 정상B: 당뇨관리 신장기능관리 기타질환관리(저체중) 정밀검사 필요, 2차 수검요망	판정 의사	면허번호	63771<
			의사명	신진희 (인)

소견 및 조치사항: 간수치증가-2차검진요망/당뇨관리-식이요법,규칙적인운동/신장기능관리-충분한 수분섭취/저체중-영양섭취,운동 바랍니다.

요양기관기호	31100056	검진기관명	가톨릭대학교 성빈센트병원	검진장소	내원
검 진 일	2008.08.04	판 정 일	2008.08.14	통 보 일	2008.08.14

일반건강검진 결과통보서 (2차검진)

국민건강보험공단

성명	이대성		주민등록번호	460613-1******		
사업장명			지점명		부서명	

질환명	검 사 종 목		2008년 결과		질 환 별 판 정	참 고 치 (정상A의 기준치)
폐결핵및 기타흉부질환	흉부방사선검사(직접촬영)					정상, 비활동성
	결핵균집균도말검사					음성
	배양 및 약제감수성검사		□의뢰 □미의뢰		배양 및 약제감수성검사를 의뢰한 경우에는 약8주후에 결핵협회에서 결과를 통보합니다.	
고혈압성 질 환	혈압(최고/최저)			mmHg		120미만 / 80미만
	정밀안저검사					정 상
	심전도검사					정 상
고지혈증	트리글리세라이드			mg/dL		100-150
	HDL콜레스테롤			mg/dL		60이상
간장질환	알부민		4.4	g/dL	건강주의	3.5-5.0
	총단백정량		7.6	g/dL		6.0-8.5
	빌리루빈	총	0.9	mg/dL		0.2-1.2
		직접	0.2	mg/dL		0.5이하
	알카리포스파타제		233	U/L		30-115
	유산탈수효소		154	U/L		L-P(37℃):100-225 P-L(37℃):200-400
	C형간염항체	일반검사				음성
	HCV Ant.lbody	정밀검사	음성			음성
	B형 간염검사	B형간염표면항원	음성			음성
		B형간염표면항체	양성			음성, 양성
	검사결과		면역자			
신장질환	요침사 현미경검사	RBC		개/H.P.F		0-1
		WBC		개/H.P.F		0-4
	요소질소			mg/dL		8-26
	크레아티닌			mg/dL		1.5이하
	요 산			mg/dL		3.0-7.0
빈 혈 증	헤마토크리트			%		남:39-50, 여:36-47
	백혈구수			개/㎟		4,500-10,000미만
	적혈구수			만계/㎟		남:440-560,여:400-520
당뇨질환	혈당	식 전		mg/dL		100미만
		식 후		mg/dL		120미만
	정밀안저검사					정상
기타 질환판정						

종 합 판 정	건강주의: 1,2차 검진결과 즉시치료를 요하지는 아니하나 건강관리상 계속적인 관찰이 필요			
		판정 의사	면허번호	39404
			의 사 명	송■■■ (인)

소견 및 조치사항 : 간수치 증가-휴식, 영양, 규칙적인 운동 바랍니다.

요양기관기호	31100058	검진기관명	가톨릭대학교 성빈센트병원	검진장소	내원
검 진 일	2008.09.12	판 정 일	2008.09.23	통 보 일	2008.09.23

다음은 암수술후 내 스스로 정한 생활신조이다.

1. 규칙적인 생활습관(운동은 꼭 할 것)
2. 모든 병은 잘못된 음식과 생활습관 때문이다.
3. 규칙적인 운동(햇볕을 쪼일 것) 생활습관
4. 스트레스 받지말 것
5. 모든 일들을 긍정적으로 생각
6. 음식을 꼭꼭 씹어서 오래 먹을 것
7. 모든 반찬은 될 수 있으면 채식으로
8. 잠을 충분히 잘 것
9. 튀김음식은 무조건 금할 것

- 야채수는 면역력이 약한 사람(병이 많은 사람)은 엄청난 호전반응이 옵니다.
- 대체요법 및 식이요법, 소변요법을 병용하면 굉장히 좋습니다. 건강신문사에서 여러종류의 많은 대체의학 관련책들이 발간돼(국내 최다) 서점 등에서 판매되고 있습니다.

암의 원인과 증상에 대해서

1. 위암 : 발견이 어렵다.
- 환자가 증상을 감지 할때는 이미 증세가 치료불가인 경우가 많다.

2. 위암 증상 : 초기에는 만성위염과 위궤양처럼 식욕이 없거나 소화가 안된다. 또는 위궤양과 같이 속이 쓰리고 느끼하면서 어물어물하다가 시간을 보내다보면 체중감소, 탈력감(전신에 힘이 빠지는 느낌), 빈혈증상등이 나타난다.

3. 나의 1일 생활일정

- 아침 05:30 기상~6:00까지 방에서 간단한 준비운동
- 아침 06:00부터 종이컵에 소변 1/2받아 소변요법 실시
- 아침 06:20부터 방에서 누워 발흔들기 운동, 배 올리기, 복부 문지르기, 얼굴안마, 손 팔 마사지 등 간단한 운동 07:00까지 (약 40분간)
- 아침 07:00부터 뉴스보고 신문보고(07:50까지)
- 아침 07:50부터 ~08:10까지 샤워하고 수건으로 등, 배, 다리, 목, 어깨 반복해서 문지르기
- 아침 08:10부터 08:40까지 아침식사 식단은 4. 나의 1일 식단 메뉴 참조. 무조건 오래 씹어먹는다.

- 09:00에 서울 제기동 사무실 출근 (수원-사당버스) 사당에서 제기동 도착
- 10:20경 제기동 사무실 도착
- 10:30부터 11시까지 회의 끝내고 (근방 지인들과 상담)
- 유통회사-12:00까지
- 12:30부터 13:00까지 점심먹고
- 13:00~14:00 간단한 걷기 운동
- 14:00~15:00 사무실 근방 물가변동 조사, (수출 물건 등)
- 15:00~16:00 까지 사무실 업무정리
- 16:00~17:00까지 사무실 근방 물대타악 걷기
- 17:00 수원집으로 출발~18:30 집 도착
- 18:30 집에 도착-씻고 19:00까지
- 19:00 저녁식사~20:00까지 티비뉴스 보고
- 20:00~21:00 손녀들과 놀고 (이야기하고)
- 21:00 야채수 먹고(18시부터 22시까지 저녁 간식)
- 22:00 고구마, 떡, 과일, 쥬스 등 먹고(간식)
- 23:00 취침 (저녁 소변 3~4회)

1일 생활 끝

4. 나의 1일 식단 메뉴

- 목이 마르고 물이 먹고 싶을 때는 과일쥬스 복용, 믹서기로 직접 만들어서
- 음식반찬 - 양파볶음, 감자볶음, 무채무침, 시금치 무침, 가지무침, 호박볶음, 콩자반, 두부, 양배추 지짐(된장에)
- 국 - 미역국, 된장국, 무국 꿀 넣고(호박, 감자 넣고)
  멸치 + 새우 + 호박분말가루 국물에 넣고
- 카레는 꼭 먹는다
- 튀김이나 기름기 음식은 절대 먹지 말 것
- 간식은 과일이나 연한 떡, 삶은 호박, 고구마, 감자 등

2부

야채수로 다시 살아나다.

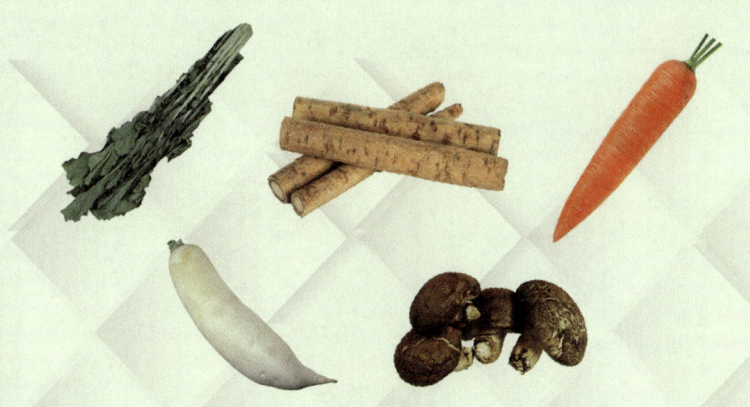

1. 최근 진단서

원본확인 문서번호 ▨ 2018020259434 ▨				
등록번호	09973202	**진 단 서**		
연번호	2018020259434			
환자의 성명	이대성	주민등록번호	460613-1067718	
환자의 주소	경기 수원시 장안구 파장동 557-2번지		연락처	010-8210-8275

질병명	(주상병)위암	한국 표준질병 분류번호
○ 임상적 추정 ● 최종진단		C16.99

발병 연 월 일	미상	진단 연 월 일	
치료내용 및 향후 치료에 대한 소견	진행위암으로 2006년 03월 13일 위전절제와 췌장미부, 비장절제, 담낭 절제, 루와이 식도-공장 문합 수술 받음. 수술 후 추적 검사에서 특이 위암 재발 점이 소견은 없음. (최근 복부CT검사: 2012년 06월)		
입원·퇴원 연월일	[외과] 입원일 : 2006년 08월 28일 부터 퇴원일 : 2006년 08월 31일		
용도	개인보관용		
비고			

「의료법」제17조 및 같은 법 시행규칙 제9조제1항에 따라 위와 같이 진단합니다.

발 행 일 2018년 02월 02일

의료기관명 가톨릭대학교 성빈센트병원

주 소 경기 수원시 팔달구 중부대로93(지동)

면 허 번 호 27420 의사성명 진병민

작성방법

1. 환자의 언어시항은 지정을 의사, 치과에서도 한혜시자 주민등록변호, 기간 안료자이면, 외국인등록, 공무원은 국명 · 계정대학 학생은, 군인에는 건강보험증, 외국인등록증 등 국가공인 신분증으로자가 미발급자인 경우에는 가족확인등과 · 초본, 학생증 등으로 기재할 수 있으며 없는 경우에는 기재하지 아니할 수도 있습니다.
2. "병명한은 '일상적 추정' 혹은 '최종진단' 중에서( )에 /표시를 하고 질병분류기호급은 적지 않아도 질병 경우에는 한글질병명을 적으며, 질병분류기호로 함께 적습니다.

* '사후권리관련', 에 동호하여 전자이메이지과서류를 이용하면, 진이의 색상은 책색 또는 투색으로 할 수 있습니다. page: 1/1
* 본 증명서는 http://cert.cmcvincent.or.kr/ 에서 등록확인이 가능합니다. 단, 원본확인은 발급일로부터 90일까지 가능합니다.

2. 야채수건강법의 신비

 암은 인류가 가장 무서워하고 두려워하는 병이다. 그 때문에 누구든지 암 진단을 받게 되면 충격을 받게 된다.

 확실히 암은 치료가 쉽지 않은 인류 최대의 공적임에 틀림없다. 그러나 이 불사조 같은 암에게도 천적이 있다고 한다.

 야채수가 바로 이 암을 꼼짝 못하게 하는 천적이라는 것이다. 암세포의 특성상 암에만 즐겨 달라붙는 물질들이 있는데, 이 물질들이 야채수에 다량 포함돼 있다는 것이다.

 이 물질들은 암세포를 발견하기만 하면 그 주위를 삽

시간에 둘러싸는 불가사의한 힘을 가지고 있다고 한다. 이처럼 야채수가 신체에 영양의 균형을 맞추는 것과 약물중독에서부터 암 치료에 이르기까지 경이적인 효과를 나타내고 있는 사실은 경험적 사실로 확인되고 있다.

▲ 야채수에는 암을 예방할 수 있는 엽산이 다량 함유 되어있다고 한다.
▲ 야채수는 인체에 들어가면 화학변화를 일으켜서 30종 이상의 항생물질을 만들어낸다는 것.
▲ 야채수의 목적은 체세포 증식강화의 촉진과 함께 백혈구, 혈소판의 증진으로 세포의 활동이 3배의 기세로 불어나서 강력한 인체를 만드는데 있으며 손톱이 빨리 자란다고 한다.
▲ 간 경화로 복수가 찬사람 또는 암증상이 심한 사람은 야채수와 현미차를 병용함으로서 치료할 수 있는 최고 면역조건을 만들어 준다는 것.

한줌의 흙속에 우리 나라의 총 인구와 맞먹는 미생물이 살고 있다는 것을 알고 있는지 모르겠다.
항생물질 페니실린 등 많은 의약품의 거의 전부가 자

연이나 흙의 성분을 통해 만들어지고 있다. 자연의 흙 속에서 눈을 틔우고 성장하는 야채는 건강의 보고이다.

하나님이 주시는 태양 빛 아래에서 이러한 많은 미생물에 의해 흙 속의 풍부한 영양소를 흡수하여 우리의 건강관리에 없어서는 안될 엽록소 철분, 인, 미네랄 등 여러 비타민을 풍족하게 제공해 주고 있다.

그럼에도 불구하고 자연을 업신여기고 자연을 잃어버린 많은 사람들이 자연에 의해 버림받고 질병에 시달리는 환자가 되고 있다.

수억이 넘는 미생물에 의해 살며 성장하는 야채는 이러한 항생물질보다 우수한 정제된 약물이 함유되어 있다.

그러니 야채를 먹어라! 먹기싫으면 야채수로 만들어 마시라고 권하고 싶다. 그런데 오늘 날 우리 농업은 야채마저도 화학합성물질의 비료를 넣은 물로써 수경재배를 하고 있어 토양 속에 함유된 미생물의 고유한 영양 성분은 없고 단지 야채일 뿐이다. 이보다 더 심각한 것은 이 야채가 흡수하고 있는 합성물질이 화학비료로 판명되고 있다는 점이다. 이는 언젠가는 인체의 기능에 큰

영향을 줄 수 있으므로 각별한 주의가 필요하다.

　전세계의 많은 사람들이 공포와 관심을 갖는 암이라는 중병이 있다. 거의 모든 사람들은 이 암에 걸리면 절망하며 비관적으로 생각한다. 그런데 앞에서도 언급했듯이 이 암을 좋아해서 따라가는 물질이 있다.
　인체에는 치로신에서 변화한 아자치로신과 인체의 1/3을 점하고 있는 경단백질인 콜라겐이 그것이다.
　이 물질은 암세포를 발견하면 그 주위에 순식간에 몰려들어 둘러싸는 불가사의한 힘을 가지고 있다고 한다. 그러나 콜라겐과 아자치로신 등의 많은 물질이 인간의 체내에서 어떻게 만들어 지는가는 아직 규명되지 못하고 있다. 그러나 야채수는 인체의 영양균형과 약물중독으로부터 암의 치료와 신체기능 장애 해소 등에 놀라운 효과를 발휘하고 있다.
　어떤 약물보다도 자연의 은혜에 우리는 감사해야 한다. 야채수에는 암을 예방하는 엽산이 다량으로 함유되어 있다.

3. 야채수건강법의 기적같은 효과

　인체 내 콜라겐의 증강을 촉진시켜서 연령에 관계없이 성장시의 어린이와 같은 신체를 만드는 원동력이 된다고 한다. 동시에 체내에 들어온 야채수와는 화학반응을 일으켜 30종이상의 항생물질이 되어 그 중에서도 Vavi Tyrosine과 Aza Tyrosine 같은 것은 암세포에만 달라붙는 특수한 물질이 증식됨으로 암도 수일이면 제압해서 인체를 구성하고 있는 체세포로 변할 수 있게 한다고 알려지고 있다. 이와 동시에 이 체세포가 암에 대한 면역을 가지고 있기 때문에 재발이나 전이도 막아준다는 것.

- 위와 같은 조건을 갖춤으로서 말기 암 환자라 할지라도 소생할 수 있다고 한다.
- 중증의 환자라도 45분 간격으로 야채수 200cc와 현미차200cc를 번갈아가며 카테터를 사용해서 위胃 또는 장腸에 주입해주면 체세포가 빠른 속도로 증가하기 때문에 생체 그자체가 소생되어 회복이 될 수 있다고 한다.
 며칠후부터는 환자 자신이 혼자서 먹을 수 있게 된다고도 하는데 단 주의 해야 될 것은 항암제나 다른 약물은 투여해서는 안 된다는 것이다.
- 말기 암 환자 상당수가 회생해서 새 삶을 살아가고 있다고 하는데 이들은 믿음을 가지고 성실하게 야채수 요법을 실천한 사람들이라고 한다.
- 72세의 여자가 생리가 되살아 난 경우도 있다.
- 피를 맑게 해주기 때문에 현대인의 건강에 좋다.
- 야채를 달인 물을 마신다.
- 내몸을 편안하게 한다.
- 야채라고 얼핏 보기에는 흔해 빠진 것이지만 이 속에 인간생명의 근원이 되는 것이 있다.
- 신체를 만드는 원동력이 되며 체내에 들어온 야채수

는 화학변화를 일으켜 30가지 이상의 항생물질을 만든다.

목적은 체세포의 증식강화의 촉진과 함께 백혈구 혈소판의 증강과 T세포의 활동이 3배의 기세로 불어나는 강력한 인체를 만드는데 있는 것이다.

- 그 중에서도 아자치로신과 같은 암세포에만 달라 붙는 특수한 물질이 증식되어 암도 제압될 수 있으며 인체를 구성하고 있는 체세포로 변할 수 있는 것이다.
- 특히 이 암세포는 암에 대한 면역을 갖고 있기 때문에 두 번 다시 암에 걸리지 않는다. 병은 걸러서 고치는 것보다 병에 걸리지 않도록 해야 한다. 건강한 사람은 더욱 건강해 진다.
- 야채수를 먹는 것은 병에 걸리지 않도록 스스로 예방하기 위한 것이다.
- 각종 병에 따라 호전 반응이 오게 된다. 참고 견디어야 한다.

4. 야채수요법으로
효과를 볼 수 있는 질병

　　암, 뇌졸중(뇌출혈, 뇌경색, 뇌혈전), 뇌종양, 뇌연화, 치매, 고혈압, 간장병, 위 십이지장궤양, 심장병, 안질환, 백내장, 무릎관절염, 당뇨, 공황장애, 류마티스, 기타 모든 병에 효과가 있는 것으로 알려지고 있다.

야채수와 현미차에 대한 주의사항

① 야채수라고 가볍게 생각하지 말 것. 테프론가공이 된 냄비는 절대 사용하지 말 것. 법랑냄비나 테프론은 녹아 나온다.

② 다른 약초나 다른 식품 등과 혼합하지 말 것. 경우에 따라서 청산(-CN)보다 강한 독성으로 변화하는 수가 있다고 한다.

③ 만드는 법의 기본재료 이외의 것은 절대로 넣지 말 것.

④ 야채수는 인체에 들어가면 화학변화를 일으켜서 30종 이상의 항생물질을 만들어낸다고 한다.

⑤ 어떠한 병이라도 환자의 체온은 일반의 다른 사람과 달라서 한 번은 내려간다. 그러나 야채수를 먹게 되면 감기에 걸리는 것이 적어지고 열의 걱정은 없다고 한다.

⑥ 야채수와 현미차는 동시에 먹지 말 것.

⑦ 야채수의 목적은 체세포 증식강화의 촉진과 함께 백혈구, 혈소판의 증강과 세포의 활동이 3배의 기세로 불어나서 강력한 인체를 만드는데 있다.

⑧ 현미차는 말기암이나 당뇨병 이외의 질병이 있는 사람은 무리하여 먹을 필요는 없다고 한다. 야채수만으로도 충분하다는 것. 그러나 간장병이 있는 사람은 현미차를 병용하는 것이 좋다고 한다. (3~5개월만)

⑨ 투석을 하고 있는 사람은 아침과 저녁에만 야채수를 먹고 야채수는 100cc를 먹도록 한다. 소변이 잘 나오게 되면 그 소변의 1/3의 양만큼 야채수를 증량하도록 한다.

⑩ 통풍이 있는 사람은 야채수만 먹는데 하루에 0.6리터만 먹어도 괜찮다. 이렇게 해서 낫는 사람도 있지만 심하게 발작이 생겼을 경우에는 2주일만 야채수를 끊고 병원에서 주는 약을 먹도록 한다. 그리고 2주일 후에는 약을 끊고 그 대신 야채수를 먹는다.

⑪ 항암제나 한방차, 비타민제, 건강식품은 2~3개월을 목표로 하여 천천히 끊어가도록 한다.

⑫ 정신과나 신경과 질환, 그리고 신경통이나 류머티스 같은 여러 가지 병과 교원병이 있는 사람도 야채수만 하루에 0.6리터씩 먹도록 한다.

⑬ 스테로이드나 호르몬제는 2~3개월로 끊도록 노력해야 한다.

⑭ 고혈압이나 신장약은 1개월에 끊도록 노력해야 한다.

⑮ 간질발작의 약은 3개월을 목표로 하여 서서히 끊

어가도록 해야 한다.
⑯ 통원하면서 링거는 맞지 않도록 해야 한다. 이것은 심장이나 간장을 나쁘게 한다.
⑰ 야채수 냄새가 싫은 사람은 여기에 벌꿀을 약간 넣는 것도 좋을 것이다.
⑱ 복통이나 그 밖의 출혈, 경련, 고열 등의 특별한 증상이 없는 한 X-레이나 조영제를 넣은 검사는 하지 않는 것이 좋다.

5. 질병의 효과를 볼 수 있는 기간

- 암세포의 활동은 수일간이면 정지되고 그 후로 기능 회복에 한두 달이면 된다고 한다.
- 췌장암의 경우 황달이 있어도 야채수를 마시면 다음 날부터 일을 할 정도이고 회복에는 한두 달 걸린다는 것.
- 십이지장 궤양, 폴립등도 기능회복에 30일간 복용하면 효과가 있다고 한다.
- 간장은 경변이 되었더라도 한 달, 암이라도 한 달. 고혈압 및 가벼운 무릎 관절염에도 한 달 정도면 가시적인 효과가 나타난다는 것.
- 백내장은 4개월 정도면 정상화된다고 하며 기타 안

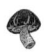

과 계통은 한 달에서 넉 달 지나면 효과가 나타난다고 한다.
- 불면증, 견비통, 피로에는 한 달 정도 복용하면 효과가 나타난다는 것.
- 아토피성 피부병에는 넉 달에서 일곱 달 정도면 증상이 개선 된다고 한다.
- 노인성피부인 사반死斑(검버섯, 저승꽃)은 한 달에서 석 달이면 효과가 있다고 한다.
- 모발은 반년에서 1년이면 5,000~10,000가닥 증가한다고 한다.
- 모발, 손톱, 발톱은 보통의 약 3배로 나이에 무관하게 자란다고 한다.
- 신경통, 류머티즘, 중증 무릎관절염에는 반년에서 1년 정도 복용하면 효과가 나타난다고 한다.
- 간질 발작에는 수일, 근본적인 기능회복에는 한 달~반년이 걸린다고 한다.
- 뇌혈전으로 보행, 언어장애(중풍증상)에는 두세 달에서 1년 정도면 개선된다고 한다.
- 뇌연화腦軟化, 뇌종양에는 약 한달, 회복까지는 두세 달 정도 걸린다고 한다.

- 심장질환, 부정맥에 20일, 동맥경화, 기타 심혈관계질환은 약 한달 정도면 호전된다고 한다, 단 심장병, 고혈압으로 스테로이드계 양약을 복용하는 경우에는 서서히 약을 한두 달 목표로 줄이면서 끊어야 한다는 것.
- 요즈음 많은 연예인 등의 자기고백으로 일반인들에게도 널리 알려진 공황장애등의 스트레스성 정신질환도 6개월 정도 음용하면 뚜렷하게 호전되며 개인에 따라서는 그보다 빨리 정상적으로 회복되기도 한다.

6. 야채수 복용방법

1) 야채수는 냉장고 냉장실에 보관(변하기 쉽다)
2) 꼭 데워서 따뜻하게 드십시오. 암, 당뇨, 관절염, 치매를 비롯 어떠한 병에도 좋습니다.
3) 현재 병원에서 주는 약은 그대로 드십시오.
4) 암, 당뇨, 심장병 환자는 꼭 소변요법을 병용하십시요. 효과가 배가 됩니다.

- 아침에는 1봉지 반(아침 6~7시 사이에)
- 1일 3봉지는 꼭 드십시오.
- 저녁에는 1봉지 반 시간에 관계없이 아무 때나 드십시오.
- 소변이 좋아집니다. 피를 맑게 해주기 때문에 체세포

가 생성됩니다.

- 호르몬이 많이 생성됩니다.

5) 병이 많으신 분은 호전반응이 많이 올 수 있습니다.

(명현현상 발생)

- 참고 견디어야 하며 병원에 안가도 됩니다
- 몸살기 같은 것이 올 수 있고, 눈이 침침 할 수 있고
- 뒷머리가 아플 수 있고, 모든 뼈가 아플 수 있고
- 피부가 가려울 수 있으나 낫기 위한 호전반응이니 걱정하지 마세요.

6) 목이 마르고 물이 먹고 싶을 때는 과일 주스를 드십시오.

7) 식사 시에 반찬은-양파볶음, 감자볶음, 무채볶음, 시금치 무침, 가지 무침, 호박볶음, 콩자반, 돼지고기 장조림, 콩나물 무침, 두부, 양배추 데쳐서 된장에

8) 국은-미역국(무우 + 굴), 된장국 + 호박, 감자 넣고 멸치 + 새우 + 홍합 갈아서 국물에 넣고

- 주의할 점은 : 밥은 꼭 꼭 씹어서 천천히 드십시오.
- 튀김요리는 절대 금지하시고, 카레는 꼭 드십시오.

9) 간식은 과일이나 연한 떡을 드십시오. (고구마, 감자 등)

7. 야채수를 복용할 때 생기는 신체적 호전반응

- 안면, 수족, 전신에 습진이 나타나기도 하며 가려움도 있다고 한다. 이때에는 햄프오일이나 프로폴리스(반드시 국산)를 바르면 증상이 개선된다고 한다.
- 오래도록 약물을 복용하고 있거나 아주 특이한 경우 신체적 부작용이 심한 사람도 있다고 한다. 또 아토피성 피부염이 있는 사람은 야채수의 양을 소량으로 먹기 시작하는 것이 좋다고 한다.
- 두부외상, 뇌혈관 장애 등이 있는 사람은 2~3일간 두통, 특히 머리가 빠개지는 것 같은 통증이 있을 수도 있으나 걱정할 필요는 없다는 것.
- 안과증상, 이것은 모든 사람에게 나타나는데 시야視

野가 흐리거나 눈 가장자리가 가렵게 되는데, 이것도 2~3일이면 소실된다고 한다. 그 후 시력이 좋아지나 콘택트렌즈, 안경을 쓰는 사람은 도수가 약한 것으로 하든지 되도록 안경을 끼지 않도록 하는 것이 좋다고 한다.

- 과거에 결핵 또는 폐에 중병의 흔적이 있는 사람이나 폐암증상을 가지고 있는 사람은 무채를 썰어 꿀에 절여놓은 것을 (48시간 이상) 하루 5~6회 먹은 후에 야채를 먹어야 한다는 것. 야채수를 먹게 되면 폐질환 때문에 기침이 나오게 되므로 꿀에 절인 무채를 미리 꼭 먹도록 한다.

야채수를 먹기 시작하면 허리가 묵직한 감이 얼마 동안 있으며 대하증이 나타나는 수도 있다고 한다.

- 혈압이 높은 사람은 야채수를 시작해서 정상 식사를 하면 1개월 정도에서 혈압이 내려가므로 혈압약도 3일째부터 줄여서 먹고 1개월쯤에서는 약을 끊어도 된다고 한다. 그러나 갑자기 약을 끊으면 쇼크가 오는 수가 있으니 서서히 줄이면서 끊도록 해야 한다는 것. 쾌변에 주의해야 한다고 한다.

- 야채수를 먹고 있는 동안에 팔다리가 붓는 사람이 있

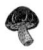

는데 이때는 가까이 있는 병원에서 소변의 염분 농도를 조사해 보도록 하는 것이 좋다고 한다. 소변 속에 염분이 나오지 않는 사람이 있다. 이럴 때에는 병원에서 약을 받아다 부기가 빠질 때까지 약을 먹도록 하는 것이 좋으며 부기가 빠졌으면 약을 끊고 상태를 본다. 그리고 약을 먹을 때에는 야채수는 먹지 말아야 한다.

- 야채수를 먹고 어깨나 허리, 무릎, 팔꿈치, 가슴 등에 통증이 부분적으로 나타나는 수가 있다. 이 경우는 1개월 정도 끊도록 한다. 이것은 연령에 관계없이 몸이 반응하고 있다는 것을 말해주고 있다는 것이다. 60~70세가 된 사람이라도 이런 현상은 많이 나타난다. 환자에 따라 각각 개인차가 있지만 건강한 체세포가 재생하려면 적어도 6개월은 걸릴 것이라고 생각하는 것이 좋다는 것.

8. 야채수 만드는 법

• 재료

- 무(大) 1/4개 = 400g
- 무청 대근엽大根葉 1/4개 = 생生일 경우는 150g, 건乾일 경우는 50g
- 당근 (보통은 1개 큰 것은 1/2개) = 150g
- 우엉 (큰 것은 1/4개 작은 것은 1/2개) = 150g
- 표고버섯 1장 (자연건조산) = 20g, 전기건조산은 비타민 D가 파괴되어 안 됨

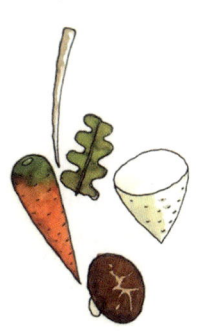

• 그릇

그릇은 알루미늄 또는 내열유리제품을 쓴다. 에나멜용기나 칠기 같은 것은 절대로 안 됨. 보관 시에도 화학적으로 가공한 용기를 사용해서는 안된다.

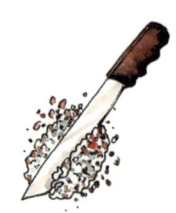

① 야채는 껍질도 같이 썰어서 쓴다. 너무 잘게 썰지 말 것. 그리고 야채를 호일 등에 싸두거나 물에 담가두어서도 안된다.

② 물은 야채량의 3배정도 붓고 끓인다.

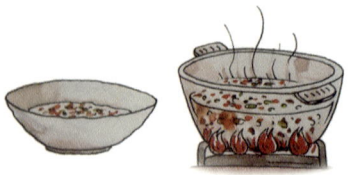

처음에 냉수에 재료를 넣고 불 위에 올려 끓인 뒤에 화력을 줄이고 약 1시간 정도 졸인다. 물은 약 1500cc 넣는다. 약 600cc 정도 될 때까지 졸여서 200cc씩 1일 3회씩 나누어 복용한다.

③ 남은 야채수찌꺼기는 된장국이나 국수의 국물 속에 넣어 사용할 수 있다.
④ 분재나 화분주위에 야채수를 부어 놓으면 초목이 성성해진다.
⑤ 정원에 있는 수목의 경우는 뿌리로부터 조금 떨어진 곳에 야채수의 찌꺼기를 묻어두면 정원수가 성성해진다.
⑥ 야채를 끓일 때 뚜껑을 열지 않아야 한다.
⑦ 야채를 많이 먹는다고 그 만큼 효과가 좋은 것 만은 아닌 만큼 반드시 적정량을 먹는 것이 좋다.

9. 현미차 만드는 법

• 재료

① 현미1합 (180cc) - 기름기 없는 냄비에 약한 불로 가열, 노란색에서 갈색정도 될 때까지 볶는다.

② 물 8합(1440cc)을 펄펄 끓이고 여기에 볶은 현미를 넣는다. 그리고 불을 끄고 약 5분 두었다가 현미를 걸러내고 차물을 받는다. 이 차茶 약600cc를 유리병에 보관, 1회에 1컵(약 200CC) 1일 3회 야채수와 교대로 45분 간격으로 마신다.

③ 재탕하여 사용할 수도 있는데 이때도 물 8홉을 먼저 끓인 다음 재탕할 현미를 넣고 약한 불로 약 5분간 끓인다. 그런 다음 5분간 그대로 두었다가

②에서처럼 차물을 받아내면 된다. 첫 번째 걸러낸 차와 섞어서 마셔도 된다.

④ 현미차에 설탕이나 꿀 등 다른 첨가물을 섞어서는 안된다.

⑤ 야채수와 현미차를 동시에 먹어서도 안된다. 반드시 15분 이상의 간격을 두고 복용해야 한다.

10. 기침을 멈추는 무즙 만들기

<기본재료>
- 벌꿀
- 무(껍질째)

 병속에 들어있는 벌꿀의 높이에 맞춰 가로로 늘어놓은 무에 표시를 하고 벌꿀높이 분량의 무를 콩만하게 썰어서 벌꿀이 든 병속에 넣는다. 그래서 2시간쯤 되면 벌꿀이 녹아서 물과 같이 된다. 이 즙을 1큰 술 컵 속에 넣고 미지근한 물을 부어 잘 섞은 다음 하루에 4~5회 먹도록 한다. 그러면 다음날부터는 기침이 멈추게 된다. 이것은 천식에도 매우 효과가 있다.

3부

야채수 재료별 약리작용

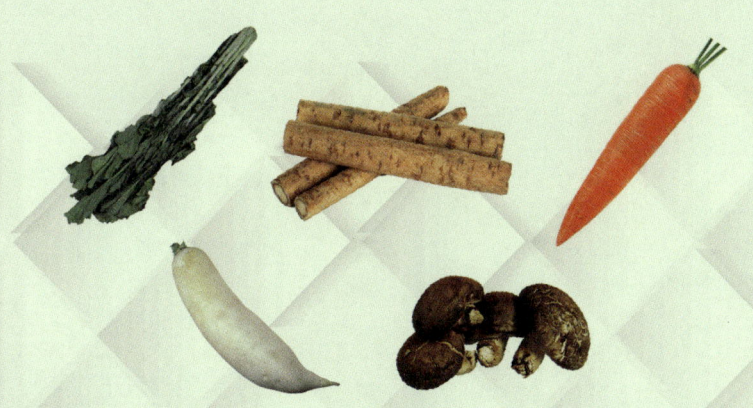

1. 무

뿌리는 발암물질 억제, 잎은 진해효과

무의 원산지는 코카서스에서부터 팔레스티나에 걸친 지역이다. 고대 이집트에서는 파라오가 피라미드 건설에 사역을 하고 있는 노예들에게 무, 마늘, 양파 등을 먹였다고 한다. 정력을 붙게 해서 힘껏 일하게 한 것이다. 그만큼 좋다는 의미이다.

무는 한방약명으로 내복이라 하고, 여분의 습기나 기, 혈이나 음식물의 체한 것을 제거하는 효능이 있으며, 식중독 방지, 건위 외에 담을 제거하고 기침을 멎게 하며,

냉성이나 신경통에 효과가 있는 것으로 되어 있다. 그러나 무라고 해도 뿌리와 잎은 전혀 다른 성분이 들어 있다. 잎은 몸을 따뜻하게 하는데, 뿌리는 반대로 몸을 식히는 것이다. 맛도 잎은 맵고 쓰며, 뿌리는 맵고 달다는 차이가 있다. 뿌리에는 성분으로서 디아스타아제, 옥시다아제, 아밀라아제 등이 함유되어 있다. 디아스타아제는 소화효소로 유명하다.

옥시다아제는 발암물질을 억제하는 효과가 있다. 생선이 탄 것을 먹으면 위암이 유발된다는 학설이 있는데, 옥시다아제는 이 검게 탄 물질속에 있는 발암물질인 벤츠피렌을 분해하는 것이다.

꽁치를 구운 것에 무즙을 곁들이는데, 그것은 무즙이 꽁치의 탄 것에 포함된 벤츠피렌을 분해해 주기 때문이고, 이것은 대단히 합리적인 식사방법인 것이다.

무의 매운맛의 성분은 알릴 화합물이라는 것으로, 이것은 위액의 분비를 촉진시켜주는 효과가 있다. 비타민 C는 뿌리보다 잎쪽에 많이 함유되어 있는데, 뿌리에 15mg, 잎에 70mg 함유되어 있다. 무의 잎을 야채수에 넣는 것은 잎에 함유된 비타민 C를 섭취하기 위한 것이다.

무기질도 풍부하여 칼슘이 뿌리에 30mg, 잎에 210mg 함유되어 있다. 철이나 마그네슘도 많고, 이러한 것들이 점막의 병변을 치유하는 효과가 있으므로 진해, 거담, 신경통, 냉성에 효과가 있다.

잎과 뿌리의 가장 큰 차이는 비타민 A의 함유량이다. 비타민 A는 뿌리에는 전혀 함유되어 있지 않고 잎에는 1400IU(국제단위)나 함유되어 있는 것이다. 햇볕에 닿는 부분과 땅속에 있는 부분의 영양분은 전혀 다르다는 것을 알 수 있을 것이다. 고를 때에는 잎이 싱싱한 것, 뿌리가 흰 것, 곧게 자라고 무게가 나가는 것이 좋다.

2. 무청

비타민·무기질 풍부·항산화 및 해독작용

비타민과 미네랄을 비롯 식이섬유가 풍부하여 장의 기능을 활성화하고 간장의 기능을 도와준다. 무청 시래기에는 카로틴과 엽록소, 비타민B·C가 많이 함유돼있다. 식이섬유와 칼슘, 철분도 풍부해 변비와 다이어트 그리고 골다공증 예방에 효과적이다. 콜레스테롤 감소 효과와 간암을 억제하는 영양소가 함유돼 있어 간에 쌓인 독소를 해독해 줄 뿐만 아니라 숙취 해소에 좋다.

싱싱한 무에서 나온 줄기가 연하고 푸른빛을 띠며 잎이 연한 것이 좋다. 18~22℃ 로 3개월정도 보관할 수 있다. 소금물에 살짝 데쳐 통풍이 잘되는 곳에 걸어 그늘에 말리면 비타민 손실이 적다. 또는 살짝 데쳐 냉동 보관하여 요리에 사용해도 된다.

 무청은 된장국, 나물무침, 조림 등 다양한 요리에 쓰인다. 잘 말린 무청 시래기는 된장과 잘 어울려 풍미와 구수한 맛을 내고 된장에 부족한 비타민을 보충해 준다. 무에 많이 들어 있는 식이섬유소는 위와 장에 머물며 포만감을 주어 비만을 예방하고 당의 농도가 높아지는 것을 예방한다.
 무청시래기에는 베타카로틴이 풍부해 신진대사를 원활히 하는데 이는 혈당 및 인슐린 분비 조절기능에 도움이 된다. 특히 시래기는 말리는 과정에서 베타카로틴 성분이 생시래기일 때보다 약 5배 증가하기 때문에 말린 뒤 섭취하는 것이 좋다.

 아데노실메티오닌 형태로 무청시래기 속에 들어있는 황(sulfur)은 체내 대사 과정의 불순물인 호모시스테인을 무력화하고 DNA와 RNA의 정상적인 발현을 유지케 하면서 동시에 글루타티온 합성을 도와 탁월한 간 해독

능력을 보인다.

또 일부 공업용품에 들어있는 테트라클로라이드(CCL4) 같은 간독성 화학물질은 지방간이나 간경화를 유발한다고 알려져 있는데 무 속의 간해독 성분이 이러한 간독성 화학물질에 대해 강력한 해독작용을 보여준다. 특히 술을 즐겨 먹는 사람들의 체내로 CCL4가 유입될 경우 간에 치명적인 것으로 알려져 있다.

무청 속의 이소티오시아네이트(isothiocyanate)와 플라보노이드 등의 항산화 성분 역시 간 해독에 좋다. 무청 시래기는 오래전부터 이미 항균작용과 항암작용, 항산화기능이 강력한 것으로 알려져 있다. 예전엔 시래기라 해서 갖다 버린 무청과 무청을 말린 시래기 속에 강력한 항산화와 간 해독 성분이 들어 있다는 것.

무 자체보다 무청은 항산화 효과와 독소제거 작용이 훨씬 강력하다. 그린티와 블랙티에 풍부한 폴리페놀산도 무청시래기에 많이 들어 있다. 폴리페놀 속엔 카테킨(catechin), 시린직산(syringic acid), 바닐릭산(vanillic acid), 미리세틴(myricetin), 쿼시틴(quercetin)이 풍부하게 들어 있는데 이런 성분들은 주로 지방산 대사에서 나오는 활성산소와 중금속대사를 억제해 주는 것으로 알려져 있다.

무청시래기에는 비타민C가 많이 함유돼 혈관과 조직 세포 재생을 돕고 뼈와 치아를 튼튼하게 해준다. 비타민 C는 활성산소를 제거하는 항산화 역할도 하기 때문에 간 해독을 통해 간을 튼튼하게 해준다.

활성산소가 암이나 심장질환, 뇌졸중등의 질환을 유발한다는점에서 무청시래기의 효능이 참으로 다양하다. 엽산과 리보플라빈, 칼륨 그리고 구리와 비타민 B_6, 마그네슘, 망간, 칼슘 등 또한 무청 속에 존재하면서 원활한 신진대사를 돕는다. 그 중에서 식이섬유는 배변활동을 원활하게 하고 체중감량을 유도하면서 지방흡수를 억제하고 장 속 유산균을 활성화한다. 장 속의 독소가 잘 배출돼야 간 해독 대사도 잘 된다. 무청시래기는 물을 흡수하는 힘이 강해서 장에서 잘 흡수되지 않고 대변이 대장을 빠르게 통과하도록 해 배변량을 늘려 변비를 예방해 준다.

무청시래기는 또한 혈압조절 작용이 있고 천식이나 기관지염과 같은 호흡기 질환의 예방에도 도움을 준다. 그뿐만이 아니다. 항균, 항진균, 해독작용과 함께 피부가 부드럽고 촉촉한 습기를 유지케 하는 역할을 한다. 이담작용이 있어서 지방대사를 촉진하고 소화를 도우며, 산소공급을 원활히 해 적혈구 파괴를 예방하기도 한다. 무청시래기에는 관절과 연골, 뼈, 피부 등을 보호해 주는 당단백질인 프로테오글리칸(proteoglycan)도 풍부해서 퇴행성관절염을 예방하고 뼈를 튼튼하게 해주는 것으로 알려지고 있다.

3. 당근

항암성분으로 각광받고 있는 베타카로틴 보고

원산지는 아프가니스탄이다. 녹황색 야채의 대표적인 것이다. 재배역사는 오래되어 2천 년 전부터 재배되고 있었던 것 같다. 15세기에 네덜란드에서 품종개량이 시작되어 프랑스에서 오늘날과 같은 것으로까지 개량이 이루어졌다. 한방명은 「호라복」이라 하고 「기」를 늘리고 「혈」을 보하는, 즉 보기, 보혈작용이 있는 것으로 되어 있는데, 최초에는 영국캐롯으로 불렸던 것 같다.

캐롯이란 카로틴에서 유래된 이름이고, 그 이름 그대로 베타카로틴이 대단히 풍부해 7300mg이나 함유되어 있다. 오늘날 베타카로틴은 뛰어난 항암 효과로 각광받고 있는데 당근은 이 베타카로틴의 보고인것이다.

베타카로틴은 또한 비타민 A의 선도물질이다. 즉, 베타카로틴의 일부분이 몸 안에서 비타민 A로 변화해 가는 것이다. 나머지는 몸 안에 축적된다.

비타민 A는 「눈의 비타민」으로 일컬어질 정도로 시력의 회복이나 야맹증에 효과가 있는데, 최근들어 가장 주목받고 있는 것이 항암작용이다. 특히, 폐암에 효과가 있는 것으로 알려져 있다. 왜냐하면 비타민 A는 점막을 강화하고, 궤양을 치유하기 때문이다. 입에서 목, 폐까지 점막으로 연결되어 있으므로 점막을 강화함으로써 폐암을 치유하고 또 예방할 수가 있는 것이다.

여기에서 중요한 것은 당근 껍질을 될 수 있으면 벗기지 말라는 것이다. 베타카로틴의 대부분이 껍질 밑에 함유되어 있기 때문이다. 따라서 끓일때에는 그대로 잘 씻어서 토막을 내어 넣기 바란다.

이 밖에 칼슘이나 인, 칼륨 등의 미네랄도 풍부하고 비타민류도 균형 있게 함유되어 있으므로 그야말로 「만병의 묘약」이라고 해도 좋을 정도의 야채이다. 한 가지 어려운 점이 있다면 아스코르비나제라는 효소가 함유되어 있는 것이다. 이것은 비타민을 파괴해 버리는 효소이므로, 날것으로 당근을 먹으면 아무리 비타민 C를 섭취해도 헛된 일이 되고 마는 것이다. 다행히 이 아스코르비나제는 열이나 초에 약하므로 야채수로 했을 때에는 전혀 문제가 없다.

또 칼륨을 많이 함유하고 있기 때문에 강압작용, 즉 혈압을 낮출 수가 있다. 칼륨과 나트륨은 신장에서 길항하고 있어 어느 한쪽이 흡수되고 있으면 이제 더 이상 다른 한쪽은 흡수되기 어려운 것이다. 양쪽이 모두 양이온이므로 칼륨을 받아들이면 나트륨이 혈액 속에 들어가기 어려우므로 결과적으로 혈압이 내리는 것이다. 고를 때에는 색깔이 짙은 것, 단단한 것으로 하면 된다.

4. 우엉

뇌졸중 예방, 자양강장 작용

유럽에서부터 아시아의 온대지역이 원산지이다. 그러나 오늘날에는 프랑스에서 약초로 사용하는 정도이고 식용으로 하고 있는 나라는 한국, 일본뿐인 것 같다.

타닌이 많이 함유되고 소염, 수렴작용이 있는 점에서 지혈, 진통 등에 사용한다. 궤양. 화상을 입었을 때에 먹으면 좋을 것이다. 해독, 발한작용도 있으므로 여드름, 머리의 피진皮疹과 같은 체내에 노폐물이 쌓이는 질병에도 효과가 있다.

가장 뛰어난 특색은 불용성섬유를 많이 함유하고 있

다는 것이다. 100g당 1.4g이나 함유하고 있다.

불용성섬유란 물에 녹지 않는다는 것으로, 셀룰로오스, 헤미셀룰로오스, 리그닌 등이 그 성분이다. 이러한 것들은 소화되지 않고 장내의 수분을 스펀지처럼 빨아들인다. 동시에 장을 자극해서 장내의 섬모를 움직여 배변을 좋게 한다. 배변이 좋다는 것은 장내에 음식물을 오래 두지 않는 것이므로 대장균 등 유해 세균의 번식을 억제한다. 그에 따라서 결과적으로 좋은 유산균이 늘게 되는 것이다. 그러므로 우엉을 먹으면 대장암에도 좋다.

또, '아르기닌Z' 성분도 함유되어 있으며, 자양강장 효과가 있다. 또 이누린도 함유되어 있어 음식을 씹는 감촉을 좋게 하고 있다.

사과, 무화과 등에 함유되어 있는 펙틴이라는 성분도 있다. 우엉의 한방적인 사용방법으로서는 구어驅瘀라는 것이 있다. 어혈, 즉 오염된 피를 제거하는 한방적인 표현인데. 서양의학으로 말하면 콜레스테롤을 낮추는 효과가 있다는 것이다. 뇌졸중의 예방에 효과가 있다. 제철은 연중이다. 털이 적은 것으로 고르는 것이 좋다.

5. 표고버섯

콜레스테롤 낮추는 성분이 많다.

 한국, 일본, 중국의 화남지방, 대만 그 밖에 동남아시아에 분포하고 있는 버섯이다. 표고버섯은 메밀잣밤나무에 생기는 버섯인데, 천연으로는 상수리 나무, 뽕나무, 떡갈나무 등에도 생긴다. 봄과 가을 2회 채취되는데, 최근에는 하우스 인공재배가 활발해 연중 채취할 수 있게 되었다.
 한방에서 표고버섯은 '기'를 늘리고 허기가 지지 않고, 감기를 낫게 하며, '혈'을 깬다고 한다. 혈을 깬다는 것은 혈액을 정화한다는 뜻으로 '어혈'을 말하는 것이다. 성분적으로는 식품섬유가 0.9mg(100g당. 이하 같다), 칼륨이 170mg, 비타민 B_1이 0.07mg, B_2가 0.24mg, 칼슘이 4mg 함유되어 있다.

또 에리타데닌, 피스토테린이라는 혈중의 콜레스테롤을 낮추는 성분도 함유되어 있다. 영양학적. 해부학적 메커니즘으로 말하면 소장에서의 콜레스테롤의 재흡수를 막는 것이다. 그리고 항암작용과 인터페론 유기작용이 있는 렌치난과 비타민 D로 되는 에르고스테린도 많이 함유되어 있다. 에르고스테린은 버섯 갓 뒤에 많은데, 햇볕을 받지 않으면 비타민 D로 합성되지 않는다. 그러므로 생표고버섯보다 말린 표고버섯 쪽이 훨씬 영양가가 높은데, 유감스럽게도 시판되고 있는 표고버섯은 기계로 말린 것이 대부분이다. 햇볕에 말린 것을 구한다는 것은 거의 불가능하므로 시판되는 것을 샀으면 갓을 뒤집어 반나절정도 햇볕에 쬐면 좋은 것이다. 시중에서 판매되고 있는것은 대부분 재배농가에서 전기건조기로 말린 버섯이라 이점에 특히 유의해야 된다.

비타민 D의 특징은 칼슘의 소장에서의 흡수율을 높이는 것이다. 칼슘만을 섭취해도 헛일이고 칼슘과 비타민 D가 하나가 됨으로써 비로소 뼛속에 칼슘이 들어가 뼈

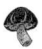

를 튼튼하게 하는 것이다. 제철은 4월과 10월, 11월이지만 시중에는 연중 나오고 있다. 살이 두텁고 축이 굵은 것을 고르자.

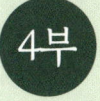

4부

야채수 복용소감

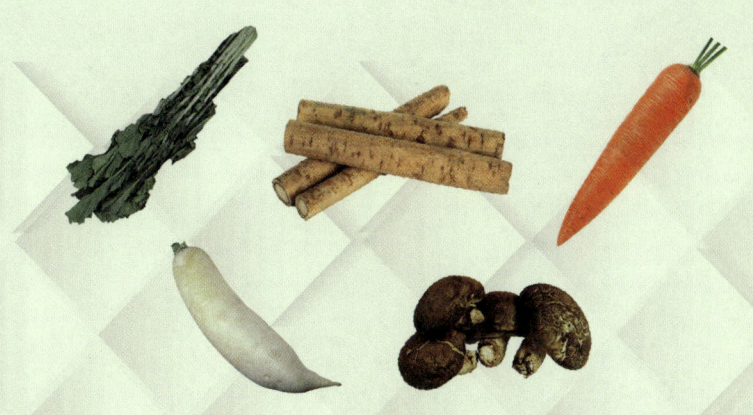

1. 암(폐암, 간암, 위암, 신장암)

**병원 약을 끊고 야채수만으로
폐암에 걸린 동생이 회복**

(가정주부, 42세)

동생이 폐암에 걸려 4기의 상태에서 수술을 했다. 임파선으로 전이한 것은 떼어내지 못하고 1회 항암제를 맞았는데 효험이 전혀 없는 것 같아 여러 가지로 생각 끝에 내가 류머티스 치료를 위해 먹고 있던 야채수를 권했다. 본인도 암이라는 말을 듣고 있었으므로 별 거부없이 야채수를 먹게 되었다. 11월 1일부터 야채수와 현미차를 모두 0.7리터씩 먹기 시작하여 11월 3일에 퇴원했다. 그 뒤로는 병원에서 주는 약은 일체 먹지 않고 야채수와 현미차만 먹고 있다.

퇴원 전에는 사타구니와 허벅지, 엉덩이에 걸쳐 심한 통증이 있고 전이될 것 같았는데 집에 돌아와 통증을 없애는 약을 끊고 오직 야채수와 현미차만을 먹었는데, 1주일쯤 되어 통증이 없어졌다. 본인은 항암제를 맞고 있을 때에는 이대로 병원에서 죽는 것이 아닌가 하는 생각이 들었으며 주위 사람들도 몸이 날로 나빠지는 것을 알

정도였다고 한다.

그런데 지금은 건강을 되찾아 12월 2일의 혈액검사에서는 모두가 정상이었다. 야채수외에 우리 집 가까이 있는 보건소에서 백신을 맞은 바 있다. 보건소의 의사도 동생이 통증도 없고 건강한 것을 보고 깜짝 놀랐다. 가족들의 기쁨도 이만저만이 아니다. 게다가 또 한 가지 우리 집에서는 굉장한 일이 생겼다. 10년 동안 간장이 나빠서 병원에만 다니던 어머니가 동생의 호전을 보고 야채수를 먹기 시작한 것이다. 그 전에 어머니에게도 야채수를 권했으나 오랫동안 낫지 않은 것이 그따위 야채수 정도로 나을 리가 없다고 하여 먹지 않았었는데 병원의 검사에서 발견된 간장의 이상을 치료하기 위해 입원하게 되었다. 치료 당일 병원에서 다시 한 번 정밀검사를 하게 되었는데 그 때에는 간장에 아무런 이상이 없어져버린 것이다. 이 때 모든 의사들이 함께 목격했는데 역시 아무 문제가 없는 것이 분명하여 치료는 하지 않게 되었다. 이것도 야채수의 덕분이 아닌가 한다.

폐암에 걸린 며느리가 야채수 덕분으로
항암제의 부작용도 극복

(가정주부, 65세)

며느리가 폐암선고를 받아 깜짝 놀랐는데 야채수에 대한 이야기를 듣고 그대로 실행했다. 암 선고로부터 입원하여 치료가 시작될 때까지 1개월 남짓한 검사가 계속되었으나 그 동안에 야채수를 날마다 먹고 있었다. 덕분에 항암제를 먹거나 맞아도 구역질을 하거나 모발이 빠지는 일이 없게 되었다. 그 뒤로 X레이 사진을 찍은 결과 암세포가 작아졌다고 하는 말을 듣고 기뻐서 눈물이 날정도 였다. 그리고 두 번째의 항암제를 맞았는데 그전보다 다소 힘이 든 것 같았으나 그런대로 별일 없이 지냈으며 얼마 후에 퇴원하게 되었다.

집으로 돌아와서도 거르지 않고 야채수를 먹고 있다. 만드는 것은 내가 하는 일인데 나도 함께 먹고 있다. 그 덕분에 이제까지 며느리에게만 맡기고 집안일에는 전혀 손을 대지 않았던 내가 집안일을 도맡아 하게 되어 하루도 쉬는 날이 없이 돌아다니게 되었는데 그런데도 피로를 모르고 오히려 그전보다 더 몸이 튼튼해진 것 같다.

1년 밖에 못산다는 간장암인 어머니가 야채수로 건강을 되찾았다.

(초등학교 교사, 32세)

나의 어머니는 간장암으로 병원에 입원하고 있다. 주치의로부터 앞으로 1년 밖에 살 수 없을 것이라는 말을 듣고 절망적인 생각에 젖어 있었다. 항암제 투여로 어머니는 상당한 쇼크를 받은 것은 물론이고 미음조차 먹지 못할 정도였다.

3월 하순에 고향 가까운 병원으로 옮겼다. 고향으로 돌아왔다는 안심 때문인지 내가 만들어 가지고 간 야채수를 맛있다고 하며 겨우 먹기 시작했다. 1개월쯤 되어 어머니로부터 건강한 음성으로 몸의 컨디션이 매우 좋아졌다는 전화를 받고 기뻐서 어찌할 바를 몰랐다. 현재는 황달이 아직도 심하며 의사는 회복까지 3개월은 걸릴 것이라고 한다. 그러나 어머니는 건강하게 살아가고 있다. 참으로 야채수는 한 목숨을 건진 은혜라고 생각하여 감사하는 마음을 가지고 있다.

7~8개월 복용, 몸 속 여러군데 종양 없어져

이영애(여, 72세)
서울 송파구 가락본동 수산시장내

저는 송파구 가락동 수산시장 노상에서 생선장사를 하고 있는 72세된 아줌마입니다.

장사하는 시장 안은 무척 춥습니다.

약 30년간 생선장사를 하다보니 모든 불치병이 많이 생겼으나 돈도 없고 바쁘기도 해서 병원에도 못 가고 있던 차에 지인들이 야채수가 너무나도 좋다고 하여 1일 3봉지(파우치)씩 매일 따뜻하게 데워서 복용하고 있습니다.

지금까지 약 7~8개월 복용했는데 피부도 좋아졌고 허리 아픔도 좋아졌고 나의 몸속에 여러군데 종양이 있었는데 지금은 없어졌으며 5~6개월 전 나의 몸은 죽은사람과 같았는데 지금은 활동하는데 전혀 피곤하지 않고 가끔 호전 반응이 오나 참고 견디고 있습니다.

저의 생각에는 피를 맑게 해준 것 같고 호르몬도 많아졌으며 분비물도 많아졌고 피부는 너무나도 좋아 졌습니다. 앞으로도 계속 복용할 생각입니다.

아내가 암으로 죽은 뒤에
야채수를 알게 되었다.

(의사, 58세)

나는 52세 때, 아직 인생이 많이 남았는데도 불구하고 아내를 암으로 잃게 되었다.

나와 두 아이를 남겨두고 아내는 세상을 떠났다. 1년 7개월의 투병 생활 중에 나는 나의 직업인 병원을 완전히 휴업하고 아내의 목숨을 건지기 위해 아내와 함께 병과 싸우게 되었다. 그러나 그 보람도 없이 아내는 저 세상으로 가 버린 것이다. 그런데 아내가 세상을 떠난 지 며칠 후에 나는 야채수를 알게 되었다. 아내가 죽어 버린 지금이지만 신문이나 잡지에서 암이라는 글자만 발견해도 그저 무턱대고 읽는 것이 하나의 습관으로 되어 있다. 거기서 알게 된 것이 야채수라고 불리는 음식물이 갖는 힘에 대해서였다. 아내가 투병중일 때라면 모르지만 이미 세상을 떠나 버렸는데 하며 나는 반신반의로 야채수에 호기심을 갖게 되었다. 그러나 민간요법으로 예부터 그와 비슷한 것이 각처에서 전해지고 있다는 것과 말기 암을 며칠부터 몇 십일 동안에 완전히 극복했다는 사람들과 직접 만나 이야기를 듣게 되어 비로소 나도 야채수를 만들어 보기로 한 것이다. 여러 가지 시행착오를 거듭하여 만드는 방법을 배우고 먹어 보았다.

그런데 야채수를 먹기 시작하자 2일 후부터 몸의 컨디션에 변화가 생기는 것을 느끼게 되었다. 그리고 야채수를 먹기 시작하여 2주일 뒤에 여러 가지 검사를 받았다. 그 결과 혈압은 정상치로 돌아오고 상당히 떨어져 있던 간 기능도 분명히 개선되었다는 것을 알게 되었다. 그 성과는 나 자신이 새삼스럽게 놀랄 정도의 것이었다.

이 야채수와의 만남이 조금만 더 빨랐더라면 아내의 목숨은 건졌을지도 모른다는 생각이 더해만 간다.

신장암으로 '가망없다'던 남편
기적적으로 회생

(여. 61세, 주부 서울 구로구 독산동)

워낙에 운동을 좋아하던 남편이라 60이 넘도록 건강에 별로 신경을 쓰지 않았다. 등산도 자주 하고 싸이클 동호회에도 나가면서 남편은 자전거로 부산까지 다녀올 정도였다. 그렇게 건강에 자신만만하던 남편이었기에 '가망없다'는 신장암은 너무나 큰 충격이었다. 너무 늦게 발견 했다는 것이었다. 치료를 하더라도 기대는 하지말라는 의사의 말에 절망하면서도 백방으로 알아보았다. 그때 지인으로부터 야채수가 소개된 '건강신문'을 건네받았다.

지푸라기라도 잡는 심정으로 건강신문사에서 발간된 야채수 책을 구해 울면서 읽었다. 여러 장기로 전이된 위암으로 곧 죽을거라고 선고받은 책 저자 이대성 씨가 야채수를 통해 건강하게 살아있는 것을 보고 남편을 살릴 수도 있겠다는 생각이 들었다. 그날로 책에 소개된 재료들을 구해 정성을 다해 야채수를 만들어 남편에게 복용시켰다. 지금도 그때를 생각하면 어떻게 견뎌왔나 싶다.

야채수를 복용하면서 죽음을 기다리던 남편의 식욕이 아주 조금씩 회복되는 기미가 보였다. 아직 결혼도 안한 자식들이 세 명이나 있었기에 남편의 죽음은 도저히 상상조차 할 수 없었다. 그렇게 2개월쯤 지나 기력을 회복한 후 다시 병원엘 갔더니 의사는 무슨 방법을 썼느냐며 자기에게도 좀 알려달라고 했다. 수술이 가능할 정도로 암이 줄어들었다는 것이었다.

그뒤 남편은 무사히 수술을 받고 퇴원해 지금은 건강하게 아주 잘 지내고 있다. 남편이 건강을 되찾고 아이

들도 모두 출가시켰다. '건강신문'을 소개해준 지인이 사실상 남편을 살려준 생명의 은인이다. 교회에서 권사로 봉사하고 있지만 요즈음은 주변에 이대성씨가 자신의 체험을 소개한 야채수 책을 수시로 선물하고 있다. 그 책을 보면 환자와 가족들이 용기와 희망을 가질 수가 있기 때문이다. 저자처럼 절망에서도 다시 새 생명을 찾을 수가 있을 것이다.

2. 당뇨

야채수만으로 당뇨병을 완치했다.

(여, 53세, 가정주부)

정확히 내가 50세 때였다. 소변이 왠지 달콤한 냄새가 난 것이다. 그때에는 별로 신경도 쓰지 않았는데 나중에 걱정이 되어 의사에게 진찰을 받은 결과, 혈당치가 180이나 된다고 주의를 받았다. 본래 단것을 좋아하고 운동부족이 겹친데다가 남편의 저녁반주에 대작을 하는 사이에 술이 강해지고 있었던 탓인지 당뇨병의 진행형이라는 말을 듣게 되고 말았다.

약을 많이 받아왔으나 부작용이 두려워서 복용을 잘 하지 못하고 있었는데 이 같은 사정을 이웃집 부인에게 얘기하니 야채수를 마셔 보라는 권고를 받았다.

평소에는 안 믿던 하느님을 다급해지니까 매달리는 격인데 우선 무엇이든 시도해 보려고 마셔 보기로 했다. 마시기 시작한지 2~3일 후였던 것으로 생각되는데, 배뇨가 갑자기 좋아지고 배변도 시원하게 볼 수 있게 되었다. 어쩌면 무언가 효과가 있는 것이 아닌가 하는 생각에서 기운이 나서 매일 계속해서 마셨다.

이 야채수를 마시기 시작한 뒤 1개월 후 재검사를 해본 결과, 믿어지지 않을 정도로 혈당치가 정상이 되어 있었다.

의사는 열심히 약을 복용하였기 때문에 좋아진 줄 알고 있었는데 왠지 사실을 말하기가 난처해서 고맙다는 인사를 하고 돌아왔다. 착잡한 기분이었다.

그 뒤 하루도 거르지 않고 야채수를 마시고 있으며, 남편에게도 강제적으로 마시게 하고 있다.

최근에는 감기에 걸려도 약을 복용하지 않고 하루만 누워 있으면 깨끗이 낫는다. 오히려 감기에 걸리지 않게 되었다는 말이 적절할지도 모른다.

연령적으로도 갱년기장애가 나타날 때인데 주변 사람들이 시달리고 있는 것과 같은 증상도 없이 활기차게 지내고 있다.

당뇨수치가 정상으로 돌아왔다.

이윤만 63세 010-9373-5007
서울 동대문구 제기동 118-12

당뇨수치가 230까지 올랐는데 이대성 야채수를 5개월 복용하던 중 당수치가 125로 떨어져 너무나도 기분이 좋아 병원 약도 줄이고 일상생활 잘하고 운동도 열심히 하고 있다. 지금은 당뇨약도 먹지 않고 있는데 신기할 따름이다.

아내의 당뇨수치가 정상으로 돌아와

정기대 69세 010-8207-0252
서울 구로구 개봉1동 457-17 101호

나는 몸이 비대하고 배가 많이 나왔는데 이대성 야채수를 복용하고 부터는 몸이 가뿐하고 콜레스테롤이 많이 제거되어 건강히 생활 잘하고 있으며 처는 당뇨수치가 많이 높았는데 복용후 수치가 낮아져 생활하는데 지장없이 지내고 있다. 특별히 다른 부작용도 없다.

당뇨, 고혈압 수치가 좋아져

강병석 70세 010-4964-0344
동대문구 휘경로 14가길 16-1(휘경동)

평상시 당뇨, 고혈압으로 병원에서 7일마다 처방전을 받아 약을 복용중 이대성 야채수를 4개월간 복용후 부터는 병원약도 줄이고 당뇨, 고혈압 수치가 많이 떨어져 술도 잘먹고 생활하는데 아무런 지장없이 잘 지내고 있다. 당뇨, 고혈압 수치가 서서히 떨어지고 있어 조만간 약을 끊어도 되겠다는 생각이 든다.

당뇨 수치 낮아지고 피곤함 없어

강화순 55세 010-8248-3701
수원시 장안구 파장동 495-25 락라이브7080

야간에 영업을 해야하는 일이다보니 잠도 못자고 몸이 너무나 피곤하고 당뇨가 있어 고생을 많이 했는데 이대성 야채수를 복용하고부터는 수치도 낮아졌고 피곤함도 없고하여 영업을 잘하고 있다. 당뇨가 좋아져서 그런지 피곤함이 사라졌다.

당뇨, 고혈압이 개선돼

김동윤 62세 010-7581-0029 ㈜가온씨엔리
안양시 동안구 관악대로 382 관양빌딩 204호

당뇨, 고혈압으로 고생이 많았는데 이대성 야채수를 복용후 부터는 수치도 낮아졌고 평상시 소주를 많이 먹는데 해독도 잘 되고하여 몸이 너무나 좋아져 사업하는데 지장이 없다. 이대성 야채수를 알게돼 다행이라는 생각이다.

혈당 수치가 정상으로 돌아와

신동설 74세 010-8411-9504 / 서울 강남구 역삼 순복음 교회 장로.
현재 필리핀 마닐라에서 선교활동 및 양방 한방 병원 운영하고 있음

당 수치가 너무 높아 고생을 많이 했는데 이대성 야채수를 1년간 복용하면서 가끔 병원가서 수치를 측정해 본 결과 현재는 125정도로 낮아져 선교 활동하는데 아무런 지장없이 생활 잘하고 있다. 앞으로 필리핀에도 야채수를 수출 할 생각이다. 필리핀 교포들이 아주 좋아하는 실정이다. 선교 활동을 하는데도 많은 도움이 될 것이다.

3. 뇌졸중(뇌출혈, 뇌경색)

**뇌경색(중풍)이 야채수요법으로
3주일 만에 없어졌다!**

(주부, 33세)

나는 최근 건망증이 심해져서 나 자신도 뇌에 뭔가 장애가 생겨 있지 않은가 하고 불안해했다. 그래서 뇌외과 전문의 병원에서 MRI라는 핵자기의 공명현상을 사용한 검사와 CT촬영 검사를 받은 바 있다. 그러자 뇌의 뇌간에 가까운 부분의 혈관이 막혀 있는 것이 발견되었다. 이른바 뇌경색의 의심이 농후한 것이다. 그리고 그 부분은 생명의 유지에 직접 관계되어 있으므로 만일의 경우에는 생명을 잃게 된다고도 한다. 의사는 혈관조영제를 사용한 정밀 검사를 하자고 말했다. 그러나 혈관조영은 위험하다는 말을 들었으므로 나는 이 검사를 받을 것인지 상당히 망설이게 되었다.

마침 그 무렵 건강신문사에서 발간된 야채수에 관한 책 이야기를 들었다. 그리고 혈관조영검사는 여러 가지로 망설이고 있었는데 현대의 의료수준으로는 절대로 사고는 없다는 말을 듣고 그대로 받아 보기로 했다. 마침 그 전의 검사에서 뇌경색의 의심이 있었던 터라 먼저 야채수 요법을 시작하고 3주일째에 검사를 받았다.

결과는 전혀 이상이 없었으며 뇌의 혈관이 막힌 것은 아무 곳에서도 발견되지 않았다. 의사는 그전 검사 때의 막힌 혈관에 대해서는 아무런 설명도 해 주지 않았다. "더 정밀한 검사로 이상이 없는것으로 나와 있으니 그것으로 되지 않겠느냐"고만 말했다. 그러나 나로서는 아무리 생각해도 야채수가 신비한 효과를 나타낸 것이라고 생각 할 수밖에 없었다. 야채수는 지금도 계속해서 먹고 있다. 또 그 때까지 전기치료기를 사용하던 것을 그만두었다. 높았던 혈압도 안정되었으며 모든 것이 야채수의 덕분이라고 생각하고 감사하고 있다.

신기할 정도로 효과가 뛰어난 야채수

이정임(여,82세)
서울 영등포구 신길 1동

지금 나이 82세로. 여러가지 병이 많은 사람입니다. 지인으로부터 야채수 책(건강신문사 발행)을 전해받고 몇 번 읽어본 후 2년 동안 집에서 만들어 먹기 시작했다.

야채수를 다릴 때 많은 공을 들여 신경을 써야 되고

잘못하면 변해버리고 원재료인 식품은 무공해로 농사를 지은 것 즉, 비료를 줘도 안되고 농약을 뿌려도 안되며 확실하게 무공해 유기농으로 재배된 것을 사용해야 한다.

나에게는 시골에서 직접 농사를 지으시는 지인께서 택배로 보내온다. 특히, 무우 청은 1년 지난 얼었다가 녹았다를 여러 번 반복한 무우 청을 사용하고 있다. 야채수를 복용 후에 관절 아픔도 많이 좋아졌고 피곤함이 없고 머리카락, 손톱과 발톱이 많이 길고 피부도 좋아졌다.

옆집 사는 아주머니는 백내장을 수술하지 않고 좋아졌고 광주에 사는 여동생은 백혈병이 나았고 나이 많으신 할머님은 대장암이 좋아졌으며 가락동 시장에서 장사하는 아주머니 2명은 당뇨가 좋아졌다고 한다. 광주 사는 친척은 고혈압이 좋아졌다고 한다.

야채수가 너무나도 우리 인생에 병을 예방하고 치료가 되고 정말로 신기할 정도이다. 야채 5가지로만 만들어 낸 음료인데 가끔 호전반응이 온다는 것은 나쁜 혈을 좋게 만들어 주는 과정인가 보다. 내 주위 사람들에게 많이 권장하고 있으며 학생이나 젊은 사람들은 더욱 좋은 것 같다.

  특히, 뇌를 좋게 해주며 중풍으로 누워 계시던 할아버지도 좋아졌다. 옆집 할머니는 치매기가 있었는데 지금은 좋아졌고 병이 없는 사람도 복용시에는 병을 예방하며 건강을 오랜 기간 유지할 수 있다고 생각한다.

4. 간질환(간경화, 간종양, C형간염)

**야채수만을 먹고
C형간염이 2개월만에 나아 버렸다!**

(공무원, 35세)

나는 C형간염으로 인터페론을 1주일에 3번씩 30회 정도 맞고 있었는데 야채수를 알게 되어 주치의에게 야채수 요법을 하고 싶으므로 인터페론 치료를 그만두겠다고 말했다. 그리고 어떻게 변하는지 앞으로의 경과를 알기 위해 검사를 부탁했다.

한 달에 한 번씩 혈액검사를 했는데 11월에는 수치가 오르고 12월의 검사에서는 정상치로 돌아가게 되었다. 주치의도 '이럴 수가 있느냐'고 고개를 갸우뚱거렸으나 나는 야채수밖에 먹은 일이 없다고 대답했다. 아내는 어렸을 때부터 코가 잘 막히고 불면증이 있었으며 어른이 된 뒤부터는 알레르기성 비염이라는 진단을 받고 이것저것 치료를 받은 바 있다. 그러나 효과는 전혀 없고 요즘은 특히 심한 상태이다. 그리고 무릎의 통증으로 식사 때에는 오른쪽 무릎을 뻗고 식사를 하는 상태이다. 그러나 야채수를 먹기 시작한 뒤부터 어느새 무릎을 꿇고 먹을 수 있게 되었다.

나는 야채수를 하루에 800~1000CC와 현미차를 600CC정도 먹는데 아내는 야채수만 600~800CC씩 먹고 있다. 몇 년 동안 병원에서 받아 온 약으로도 아무런 변화가 없었는데 야채수를 먹기 시작하여 1개월 만에 정상치로 되돌아가 그야말로 믿을 수가 없을 정도이다.

간종양이 된 간경변증이
야채수를 먹고 없어졌다.

(공무원, 46세)

나는 간장병 때문에 세 번이나 입.퇴원을 거듭하여 최종적으로는 간경변증이라는 진단을 받았다. 그 뒤로 친구의 권유로 2년 전부터 야채수를 먹고 있다. 야채수를 먹기 시작한지 5개월 후 병원에서 검사를 받았는데 종양의 흔적이 없어졌으며 나를 비롯하여 의사들도 매우 놀랐다. 가족들도 모두 매우 기뻐하여 참으로 야채수 건강법에 대해 감사하고 있다.

나는 야채수를 먹고 있다는 것을 의사에게는 말하지 않았으며 병원에서 받은 약도 먹지 않고 있다. 야채수는 먹기 시작하고부터 하루도 거르지 않았다.

C형 간염이 야채수를 먹고
5개월 만에 나았다.

(재단사, 35세)

내가 가장 걱정하고 있는 것은 간장이다.

C형 간염이라는 말을 듣고 인터페론의 치료를 생각했다. 그러나 그것은 부작용이 너무 심하다고 하여 병원에는 가지 않았다. 그 대신 야채수를 먹기 시작한지 5개월이 된다. 그런데 의사의 진단으로 C형 간염이 어느새 없어졌다는 것이다. 이렇게 기쁠 수가 있겠는가! 병이 낫고 바야흐로 새로 태어난 것 같은 기분이다. 그래서 지금이 1세라고 생각하여 앞으로의 긴 인생을 건강하게 살고자 한다.

단순하고 실천하기 쉬운
야채수 요법

(작가, 65세)

나는 어렸을 때부터 질병과는 인연이 매우 깊은 사람이었다. 간장·신장·전립선 등 내장은 거의 못쓰게 되어 있었던 것이다. 특히 간장은 심했다. 최근 5~6년 사이에 7~8회나 입원했다. 그러니까 간경변증의 일보 직전까지 와 있었던 것이다. 작년에도 2~3회나 대학병원에 입원했었는데 3월에 퇴원한 뒤로 친구의 소개로 야채수를 알게 되어 그 때부터 계속 복용하고 있다. 하루에 3회 아침, 낮, 저녁에 먹고 있다.

 야채수는 내가 손수 만들고 있다. 하루에 먹는 양은 0.6리터 정도이므로 만들기는 그다지 힘들지 않았다. 무잎도 될 수 있는 대로 유기농법으로 재배하는 농가를 찾아 구해다가 먹고 있으며 3일분 정도를 만들어 유리병에 보존하고 있다. 먹기 시작하여 3일쯤 되는 날부터 왠지 기분이 좋아진 것 같았다. 그야말로 개운한 느낌이 들었다. 식욕도 되살아났으며 그 때가지 여기저기 아픈데가 많았는데 1개월쯤부터는 그것도 없어졌다. 그래서 지금은 예전과 같은 건강체로 되돌아왔다.

 그리고 피부에도 탄력이 생겼으며 아침에도 일찍 일어날 수 있게 되었다. 그리고 수면시간도 짧아졌다. 나는 이제까지 날마다 술을 마시고 있었는데 예전과는 달리 많이 마셔도 3~4시간의 수면으로 잠이 깨어나게 된다. 물론 술을 마시고 있으면 야채수 먹는 것을 잊어버리기가 쉬운데 1주일쯤 먹지 않게 되면 바로 컨디션이 나빠진다. 이제까지 식사는 보통으로 하고 있는데 그것도 바꾸었다. 라면 같은 것은 잘 먹지 않는다. 술이나 담배는 굳이 끊지 않아도 된다고 하기에 계속 하고 있다. 나 같은 경우는 몸 여기저기에 아픈 데가 많기 때문에 약도 1회 20알 정도를 먹어야 한다. 그런데 야채수를 먹기 시작한 뒤로는 이 약도 다 끊었다. 그때까지 먹고 있던 비타민제도 끊었으며 내가 손수 프라이팬을 이용하여 만든 현미차도 먹고 있다. 나는 그동안 엉망이 되어 있는 몸이었으므로 건강법이라고 하는 건강법은 많이 실행해 보았으며 좋다는 건강식품도 대부분 먹어 보았다. 그래서 돈도 많이 들었다. 그러나 그 어느 것도 별 효과가 없었으며 또 오래 할 수도 없었다. 그러나 야채수만은 돈도 많이 들지 않고 도 효과도 있으므로 오래도록 계속할 수 있었던 것이다. 내가 잘 아는 폐경기의 어떤 여성이 야채수를 먹기 시작하자 생리가 다시 시작되는 사람도 있으며 또 다른 부인은 말기 자궁암으로 이제 살기는 어려울 것이라고 말해 왔는데 기적적으로 이 야채수로 되살아났다는 것이다.

5. 위장(위염, 위궤양, 만성 소화불량)

**위카메라로 확인!
위염, 위궤양의 자취가 사라졌다.**

(여, 38세) 건강샵 운영

나는 '발건강법' 등의 건강 관련 샵을 운영하고 있는데, 어떤 사람으로부터 건강신문사에서 출간한 야채수 책을 한번 읽어보라는 말을 들었다. 나는 이미 오래전에 건강신문사에서 발간한 발 관리법과 단식에 관한 책들을 읽고 많은 도움을 받아 건강 사업을 하고 있던 터라 바로 야채수 책을 구입해 읽어보았다. 이 책을 읽기 전에는 일반적으로 알려져 있는 무잎을 넣은 야채수를 가끔씩 마시고 있었지만, 이 야채수는 신장병과 통풍이 있는 사람은 마시면 안된다고 해서 신경이 쓰였는데 이대성 씨 책에 소개된 야채수는 누구나 마실 수 있다고 했다.

본래, 만성 위염과 위궤양의 지병이 있었는데, 사업을 시작한 뒤로 심리적인 압박감과 불규칙한 식생활 때문에 증상이 점점 악화되어 갔다. 커피를 한 모금 마셔도 시큼한 트림을 하게 되었다. 잠을 자고 있을 때에도 군

침이 물을 마시는 것처럼 넘어갔다.

걱정할까 봐 가족에게 병에 대한 것은 말하지 않고 있었는데 정말로 괴로웠다. 급기야 위에 구멍이 뚫리기 직전의 상태가 되었다.

건강사업을 하고 있으면서 이런 상태로는 안되겠다는 생각에서 점심 식사후 반드시 최소한 10분 정도는 휴식을 취하면서 야채수를 마시며 발건강법을 병행했다.

이렇게 한동안 계속하고 있는 사이에 변을 시원하게 볼 수 있게 되었다. 그 후 위내시경검사를 한 결과 위염, 위궤양의 자리가 깨끗해졌다는 것이다. 나는 그동안 좋다는 것은 많이 하고 있었으므로 과연 야채수가 효과가 있었는지, 발건강법이 효과가 있었는지 잘 알 수 없다. 하지만 오랫동안 고생한 만성 위염과 위궤양이 나은 것만은 확실하다.

또 최근에는 살결이 몹시 좋아졌다. 2년 전쯤만 해도 아침에 집을 나설 때 화장을 해도 낮 가까이 되면 벌써 지워져버려 하루에 몇 번이고 화장을 다시 하지 않으면 안되었다. 그것이 지금은 화장법이 좋아진 탓일까? 전에는 생각도 못했을 정도로 살결이 고와진 것 같은 생각이 든다.

내가 실제로 체험하고 효과를 확인한 야채수이므로 한 사람이라도 더 많은 사람에게 소개하고 싶다. 참고로 내가 읽은 건강신문사 책은 '정통 표준 지압 발마사지' '이대성 야채수 건강법' '단식의 원리와 방법'인데 신경성 위장질환이 있는 사람이라면 '중추신경, 자율 신경의 비밀'이라는 책도 권하고 싶다. 공황 장애를 비롯한 기능성 질환 등 마음이 문제인 사람들에게 큰 도움이 되는 책이다.

위장 좋아지고
아토피 피부병도 없어져

김광철(남, 61세) 010-2311-5570
서울 송파구 삼전동

저는 야채수를 3개월간 복용하다가 1달간 중지하고 다시 먹시 먹게된 61세의 남자입니다.

지금까지 1년간 계속 복용하고 있으며 나의 모든 병들이 많지만 밝힐 수는 없고 평상시에 술도 많이 먹고 성격은 곧은 사람이며 현재 사업은 건설업을 경영하고 있으며 불철주야 많이 바쁜 사람입니다.

야채수를 먹고 난 지금은 몸이 많이 건강해졌습니다.

그전에는 손톱과 발톱이 얇고 잘 갈라지거나 부러져서 상당히 힘들었었는데 야채수를 복용하고부터는 손톱과 발톱이 아주 튼튼해지고 또 잘 자라서 자주 깎아야 될 지경이었습니다. 그리고 술을 마시고 난 다음날에는 많이 괴로웠는데 피곤함도 많이 없어지고 위장도 좋아졌고, 아토피 피부병도 없어져 생활하는데 건강한 몸이 되었습니다.

처음에는 복용할 때 호전반응이 많이 왔지요. 몸살기도 같이 오고, 뼈도 아프고, 주위사람들도 나와 비슷한 호전반응이 온다고들 하더군요.

나의 주위 사람들도 많이 복용하고 있는데 다들 너무 좋다고 합니다.

만성소화 불량이 해소돼

공대영 76세 010-2388-6496
동대문구 신설동 풍물시장 2층 빨간동48호 식당

식당운영을 하다보니 온몸이 너무나 피곤하고 늘 소화도 잘 안되어 힘들었는데 이대성 야채수를 복용후 부터는 몸이 피곤하지 않고 식당일을 매일 매일 잘 운영하고 있다. 만성소화 불량으로 시달렸는데 지금은 소화도 잘되고 건강해져 피곤한줄 모르고 식당일을 하고 있다.

위 수술후 회복에 많은 도움 돼

이정애 62세 010-9002-6632
구로구 구로5동 롯데APT 101동 601호

위, 대장이 안좋아 수술을 했는데 몸이 너무나 피곤하여 힘들게 지내던중 언니의 소개로 이대성 야채수를 복용하고 있는데 몸도 많이 좋아졌고 직장생활 하는데 지장이 없습니다. 체력이 좋아졌다는 느낌입니다.

6. 피부, 미용(기미, 점, 여드름, 살결)

놀랄 정도로 살결이 매끄러워 졌다.

(여, 25세) 미용실 근무

고교에 입학한 뒤부터 얼굴에 여드름이 생기기 시작했다. 당시는 청춘의 심벌 정도로 생각하고 부모도 "성인이 되면 없어지는 것이니까 걱정할 필요가 없다." 고 말씀하셨다. 그러나 고교를 졸업하고 미용전문학교에 입학했는데, 그곳에는 같은 또래인데도 여드름 따위가 있는 사람은 한 사람도 없었다.

고교시절에 비해서 여드름이 더욱더 많아진 것 같은 생각이 들었다. 결혼 적령기였으므로 자신의 얼굴을 거울에 비추어 보는 것도 괴로웠다. 화장도 할 수 없는 자신이 싫어졌다.

어떻게든 깨끗한 살결을 만들어 보려고 화장수를 이것저것 바꾸어서 써보고 온천수를 사서 매일 세안에 사용하는 등, 노력해 보았는데 아무런 효과도 없었다.

미용사가 되려는 내가 이렇게 흉한 모습을 하고 있으면 손님에게 죄송하고 경원당하는 것이 아닌가 하는 생각을 하면 공부에도 전념할 수 없게 되었다.

그런 어느 날, 미용학교의 선생님이 나에게 와서 언제부터 여드름이 생기기 시작했는지, 몸의 상태는 괜찮은지 여러 가지로 걱정을 해주셨다. 그리고 나에게 권한 것이 야채수였다.

설마 야채수로 낫겠느냐고 생각했지만, 그때에는 지푸라기라고 잡고 싶은 심정이었으므로 매일 아침저녁 2컵씩 야채수를 마시기 시작하였다.

만드는 것도 큰일이어서 무잎을 구하기가 힘든 겨울에는 곤란했는데, 어머니가 말린 무잎을 구해다 주셔서 문제를 해결했다. 표고버섯을 가게에서 사다가 그것을 실로 엮어 햇볕에 말려서 사용하고 있다.

또 내열성의 유리냄비를 사용하고 있다. 마시기 시작한 지 3일째에 변을 시원하게 보게 되어 놀랐다. 본래 배변이 매일 있는 편이 아니었으므로 그 시원한 상쾌감은 이루 말할 수 없는 것이었다.

1개월이 지나자, 여드름이 없어진 것 같은 생각이 들었다. 나는 가슴이 설레고 어쩌면 나을지도 모른다는 생각에 집에 있을 때에는 차 대신 마시기로 했다. 그리고 2주일이 지날 무렵 여드름이 사라진 것이다. 몇 년이나 고민하고 있었던 것이 2개월도 채 지나기 전에 깨끗이 낫게 되어 그저 놀라울 뿐이다.

살결도 믿어지지 않을 정도로 매끄러워져서 학교의 동료 가운데서 가장 예쁘게 생각될 정도가 되었다. 나의 흉한 모습을 알고 있는 동료들이 모두 야채수를 마시기 시작했을 정도이다.

곧바로 미용학교의 선생님에게 보고하자 몹시 기뻐하며 좋은 미용사가 되도록 더욱 노력하라고 격려해 주셨다. 덕분에 공부에도 열성을 기울이게 되었고 무사히 졸업을 해 미용실에 취직할 수 있게 되었다.

기미·점이 없어지고
당뇨병이 없어졌다.

(연예인, 35세)

예전부터 몸에 좋은 야채수에 대해서는 들어 왔으나 무잎을 구하는 것이 귀찮아서 먹지 않았었다. 나는 위 수술을 했는데 1년에 한 번씩 검진 때마다 의사로부터 위에 종양이 생길 수가 있으니 주의해야 한다는 말을 들었다. 뭔가 하지 않으면 안되겠다고 생각하고 있을 때 야채수에 대한 말을 상기하게 되었다. 그래서 곧 먹기 시작했다. 남편도 함께 먹었는데 소변이 잘 나온다는 말을 들고 그것이 야채수 덕분이 아닌가 하여 77세의 어머니도 드시게 했다.

나의 효과로는 우선 소변이 잘 나온다는 점이었다. 어머니는 얼굴에 늘 기미가 끼고 나이가 듦에 따라 짙어져 갔는데 야채수를 드신 뒤부터는 그것이 어느 정도 엷어져 갔다. 남편도 손등에 기미나 점 같은 것이 많았는데 그것도 없어졌다.

야채수는 혈액을 깨끗이 하여 신진대사를 활발하게 하는 것 같았다. 그리고 몸이 젊어지는 것 같았다. 그것을 나는 실감하고 있다. 야채수를 제대로 반년만 먹으면 종양 같은 것이 생길 걱정은 없어진다고도 한다. 그래서 반년 간을 꼬박 야채수를 먹었다. 그 덕분으로 지금은 완전히 건강에 자신을 갖게 되었다. 나는 직업이 연예인이므로 안쪽으로부터의 활력이나 기운이 매우 중요한데 자연히 몸에 생기가 살아나는 느낌이다. 우리 집에서의 효과에 놀라 친척들에게도 권했다. 그러자 당뇨병으로 고생하고 있던 젊은 조카가 야채수를 먹고 혈당치가 2개월쯤부터 내려가기 시작하여 지금은 정상치가 되었다 의사도 이것을 보고 고개를 갸우뚱거리며 이상하다고 말하고 있다.

야채수는 함께 사는 어머니가 만들고 있다. 큰 냄비에 야채를 가득 채우는 것도 상당히 힘든 일이다. 우리 집에서는 야채수를 만든 뒤의 야채찌꺼기를 육류와 함께 삶아 고양이에게 먹이고 있다. 야채수로 모두가 곤란을 느끼는 것은 무우잎을 구하는 일이다. 슈퍼에서 파는 무는 잎이 잘려 있기 때문에 무잎이 붙어 있는 무를 산다는 것은 상당히 힘이 드는 일이다.

하루에 먹는 양은 처음에는 3홉 정도였는데 지금은 약 2홉으로 줄였다. 예부터 가정요리에서는 근체류를 먹도록 되어 있는데 야채수는 그 몇 배를 먹게 되는 셈이 된다. 반년쯤 먹었는데 그 덕분에 얼마 전의 위내시경검사에서는 종양이 전혀 발견되지 않았다. 야채수를 먹고 있으면 병에 쉽게 걸리지 않을 것 같은 자신이 생기는것만은 사실이다.

7. 아토피

잘 낫지 않는다는 아토피가 낫다

(남, 32세) 여행사 근무

어릴 적부터 아토피성(선천성과민성)피부염이 심해서 어디에 가더라도 그 고장의 의사가 조제해 준 바르는 약을 손에서 놓지 못하는 상태였다. 그 약밖에 효과가 없었던 것이다. 얼굴은 켈로이드상(상처자국의 조직이 증식해 부풀어 오른 상흔)이 되어 있었고, 손, 발의 관절부위도 심한 상태였다. 이 고통, 울적한 마음은 체험한 사람이 아니면 절대로 모를 것이다. 어떻게든 고쳐야겠다고 체질개선 약을 복용하는 등 여러 가지로 시도해 보았는데, 전혀 효과가 없었다. 얼굴빛도 거무스름해지고 눈언저리도 거뭇해진 상태여서 남이 보기에 마치 죽은 사람의 얼굴 모습이었던 것으로 생각한다.

나의 이같은 상태를 전부터 알고 있었던 친구가 "그렇게 심한 것은 내장에 어딘가 좋지 않은 곳이 있어서 일 거야 시험삼아 이것을 한번 마셔 봐" 하고 권해준 것이 야채수다. 의사로부터 "30세까지 낫지 않으면 평생 아토피에서 벗어날 수 없다"는 말을 들었으므로 반신반의했지만 어쨌든 마시기 시작했다.

 처음 마실 때는 아침에 야채수를 컵으로 3~4잔, 밤에는 현미차를 3~5잔의 패턴으로 마셨다. 그러자 이상하게도 5개월째 접어든 뒤 자취도 보이지 않을 정도로 아토피가 깨끗이 나은 것이다.

 나는 출퇴근에 1시간 반 정도 걸리는데, 처음에는 소변을 참을 수가 없어서 도착하자마자 곧바로 화장실로 달려가는 상태가 계속되었다. 보통 오전중만도 3회 정도 화장실에 간 것 같다. 상당히 이뇨작용이 심했던 것으로 생각한다. 용변도 몹시 좋아졌다.

 내가 아토피에 시달리고 있는 것을 회사의 동료들도 알고 있었으므로 야채수로 치유되었다는 것을 가르쳐주자 지금은 모두가 애음을 해 건강한 나날을 보내고 있다. 나는 건강유지를 위해 매일 계속해서 마시고 있다. 아침에 일찍 나서야 하기 때문에 아침식사를 느긋하게 할 시간이 없어 야채수를 2컵 마신 후 출근하고 있다. 현재 현미차는 마시지 않고 있다. 직업상 해외출장이 많은데, 그때에는 야채수를 가지고 나갈 수가 없으므로 마시지 않고 있다. 그래도 문제는 없으므로 너무 신경을 쓰면서까지 마실 필요는 없을 것이다. 아토피가 심했을 때는 헌혈을 하려고 채혈을 부탁했지만 거절당했다. 피가 상당히 오염되어 있었던 것일까? 류머티즘의 지병도 있었는데, 지금은 전혀 걱정할 필요가 없게 되었다. 어딘가 내장이 나빴던 것이 아닌가 생각되는데, 지금은 혈액도 깨끗해졌을 것이다.

무의 잎은 살짝 데쳐서 냉동고에 보관해 둔다. 표고버섯은 생표고버섯을 구입해 말려서 사용한다. 냄비는 알루미늄 냄비를 사용하고 있다.

8. 변비

중증의 변비가 거짓말처럼 사라졌다.

(여, 38세) 파트타임 근무

나는 중증의 변비이다. 체격도 보통사람 이상이고 몸무게도 많이 나가는 편이다. 운동부족을 해소하기 위해 에어로빅교습소에 다니고 있었는데, 평소 운동을 하지 않는 나에게 유산소운동은 무리였다. 그래서 집 근처의 기공교실에 1주일에 1회 다니기 시작했는데, 그곳의 사범으로부터 야채수를 배운 것이다.

10년 전에 신장결석을 앓아 수술을 한 일도 있어서 남보다 각별히 건강에 조심을 하고 있다. 의사로부터 수분을 많이 섭취하라는 말을 듣고 차 등을 많이 마셨는데 야채수를 마시게 된 뒤로는 매일 차 대신 마시고 있다. 좀 독특한 냄새가 있어서 단번에 마시지는 못한다. 또한 된장국 등을 끓일 때 국물 대신에 야채수를 넣어서 만들고 있다. 화학조미료를 넣지 않아도 대단히 맛이 있다.

야채수를 마시기 전에는 4~5일에 한번 정도 밖에 변을 보지 못하였는데, 마시기 시작한 뒤로는 매일 일정하게 배변이 가능해졌다. 이것은 아주 기분이 좋은 일이다. 나처럼 마찬가지로 변비증이었던 나의 딸도 야채수가 든 된장국을 마시고 변비가 해소되었다.

　야채수외에는 이렇다 할 만한 다른 식생활을 하지 않는데, 몸무게가 2~3kg 줄어서 몸의 컨디션이 매우 좋다. 평일에는 파트타임 근무를 하고 있는데, 야채수를 마시기 시작한 뒤로는 충분히 견딜 수 있게 되었다.

　또 전에는 자주 감기를 앓았는데, 야채수를 마시기 시작한 뒤부터 전혀 걸리지 않게 되었다. 이른 봄이 되면 위염이 있어 의사로부터 "원인을 알 수 없지만 따뜻한 음식을 먹도록 하라"는 말을 듣곤 했는데 그것도 깨끗이 사라졌다.

변비 해소, 위장 기능도 좋아져

이상조 74세 010-4278-3977
경기도 구리시 아천동신2-5

　몸이 비대하여 위, 대장이 안 좋아서 많은 고생을 하던차에 이대성 야채수를 알게되어 5개월간 복용하던중 소 대변이 좋아지고 냉한 위도 좋아졌고 사업하는데 지장없이 잘 지내며 지금도 계속 복용중입니다.

9. 만성 피로 회복(활력 ,에너지, 컨디션)

**야채수로 놀랍도록
몸의 컨디션이 좋아졌다.**

(간호사, 35세)

나는 간호사 생활을 10년간 하고 있는데 질병에 대한 불안이 30세를 넘어서부터 생기기 시작하여 몸에 변조가 생기게 되었다. 그 때문에 내가 직접 납득할 수 있는 식사요법이나 운동을 하여 건강을 찾아가고 있다. 그러므로 약에만 의존하는 일이 없었는데 피로감만은 연령 이상으로 심한 것 같은 생각이 들었다. 이때에 야채수에 대한 이야기를 듣고 그것을 당장 실행에 보았다. 야채수와 현미차를 먹기 시작하고부터 1개월이 되었는데 현재 부작용도 없고 피로감도 없어졌으며 몸 안팎이 모두 놀랍도록 젊어진 느낌이 든다. 어쩌면 예전에는 간장, 췌장, 신장 등 검사 결과로는 발견되지 않을 정도였지만 기능저하가 있었던 것이 아닌가 한다.

놀랄 정도로 몸이 좋아졌고
일도 순조롭게

(남, 36세) 컴퓨터엔지니어

나는 그다지 나이가 많은 것도 아니고 이렇다 할 말한 지병도 없는데, 몹시 피로가 잦고 무슨 일을 해도 오래 지속하지 못하고 있었다. 싫증이 나서가 아니라 피로가 앞서 의욕을 잃게 되고 마는 것이다. 주변에서는 안색이 나쁘다는 말을 해 나로서는 어찌된 일인가 알 수가 없었다.

야채수를 먹기 시작한 것은, 잘 아는 사람의 모친으로부터 매일 마셔 보라는 권고를 받은 것이 계기가 되었다.

배뇨도 기분 좋을 정도로 힘차게 하게 되었다. 독신이므로 식사는 대개 외식이고 아침식사도 거의 거르고 있는데, 야채수만은 1컵씩 마시고 회사로 출근한다.

나는 컴퓨터 앞에 온종일 앉아 있어야 하므로 눈이 상당히 피로해진다. 야채수를 마시기 전에는 술을 마셔도 그다지 맛을 못 느꼈는데 야채수를 마시기 시작한 뒤로는 술맛을 느낄 수 있게 되었다. 술을 마신 이튿날에도 숙취 같은 것은 없고 기분이 상쾌하다.

이 나이가 되도록 독신이라서 주변에서 이상하게 생각하기 쉬운데, 이제까지 애인이 생기지 않은 것도 건강하게 보이지 않았던 탓이 아닌가 생각하고 있다.

건강도 회복되고 사업도 잘돼

신기복 67세 010-3901-4499
경기 의왕시 내손동 651-13 우리들교회 3층

건설사업을 하면서 운전을 하게되면 항상 피곤했다. 가끔 술을 많이 마시는 편인데 이대성 야채수를 알게되어 복용후 부터는 피곤함도 없고 숙취 해독도 되고 건강이 너무나 좋아져서 사업도 잘되고 있어 감사한 마음이다. 지금은 운전을 해도 피곤하지가 않다.

아내와 딸도 함께 복용하고 있어

홍기윤 63세 010-9717-9937
서울 광진구 구의동 현대프라임 APT 5동 2402호
홍성아 1990년생
경기도 남양주시 퇴계원로

온몸이 비대하고 혈압도 높고 허리도 아프고 위, 대장이 안좋은데 이대성 야채수를 복용하던 중 몸이 가볍고 배살이 많이 빠졌고 사업을 잘하고 있음. 처와 딸도 복용중인데 몸이 가볍고 피곤함이 없이 잘지내고 있어 신기할 따름이다.

몸이 너무나 가뿐해 자신감 생겨

이규형 77세 010-7742-4624
관악구 난향10길 5-2

평상시 소주를 많이 먹고 사는 사람인데 이대성 야채수를 복용하고 부터는 숙취, 해독이 되어 운동도 잘하고 몸이 너무나 가뿐해 생활하는데 아주 좋아졌고 지인들과 매일 술 먹으며 건강히 잘 지내고 있다. 건강에 자신감이 생기게 됐다.

너무나 몸이 좋아진 느낌입니다.

오진순 010-7335-9931
경북 안동시 불무골 75

항상 피곤하여 직장생활을 하면서도 힘들었는데 이대성 야채수를 현재까지 계속 복용하고 있는데 너무나 몸이 좋아졌고 안먹으면 기분에 피곤한 것 같고 하여 계속 복용하고 있습니다.

10. 노화방지(노화지연, 회춘)

70대에도 4~50대 같은 생활

문연지 (여,63세) 010-3787-3474
경기도 성남시 수정구 수진동 156

저는 성남에서 살고 있는 문연지란 사람입니다. 금년 나이 73세입니다. 이대성씨를 알게 된 동기는 지인의 소개로 10여년전부터 알고 있었지만 본인의 건강 상태와 자세한 병명을 몰랐지요.

2006년 4월경 강남역 1번 출구에 위치한 '만나 식품 가게'에 들어가 지인들과 이대성씨를 그 때 보았을 때 몇 일내에 죽을 것 같은 몸이었지요.

그래서 물어보니 "병원에서 나온 지 몇 일 안된다"고 하면서 위 절제술, 췌장 절제술, 비장 절제술, 담낭제거로 소장에다 식도를 이어났다고 하더군요. 어찌나 신통한지 많은 걱정이 되었지요. 꼭 몇 일만에 죽을 것만 같았지요.

몇일 경과 후 또 만나서 "무엇을 먹고 생활하느냐"고 물어보니 "야채수를 집에서 달여 여러친지와 가족들이 복용하고 있다"기에 "나도 좀 해줄 수 있느냐"고 물어보니 "해줄 수 있다"고 답을 하기에 너무나 고마웠지요.

몇 일 후 이대성씨는 몸이 아픈데도 불구하고 진짜 야채수를 제조하여 본인의 친구인 박동주와 함께 저에게 가져다 주어 복용하기 시작했습니다. 지금까지 약 26개월 정도 계속적으로 복용하고 있으며 처음 1~2달 복용시에는 어떻게나 많은 호전반응이 오는지 죽을 것만 (온 몸이 꼬이고, 배가 아프고, 감기 몸살기 같은 증상이 나타남) 같았으나 약 3~4개월 경과 후에는 피부가 좋아지고 모든 혈이 맑아 진 듯하였으며 밥맛도 좋아지고 소변도 잘 나오며 모든 병이 다 나은 것 같은 몸이 되었습니다.

지금까지 하루도 빠뜨리지 않고 150cc 1봉 파우치를 하루 3봉지는 꼭 챙겨먹고 있습니다.

지금까지 먹으면서 지인들에게 야채수가 너무나도 좋다고 알려주고 전화연락하여 몇몇 사람은 야채수 복용을 시작하여 상당한 효과를 보고 있습니다.

본인의 인생은 야채수가 살려준 것이라고 자부하고 있으며 권하여 준 지인들도 너무나도 좋다는 반응이며 현재 이 나이(73세)에도 4~50대와 같은 생활을 하고 있습니다.

단 기일내에 호전이 오지만 실질적으로 몸과 건강이 회복되려면 5~6개월 이상 복용하여야 좋으며 많은 영양성분을 섭취할 수 있고 일반 건강식품은 안 먹어도 충분한 영양섭취가 가능하며 우리 인간의 노화된 세포를 젊은 세포로 변환시켜 주는 역할을 해줍니다.

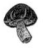

11. 고혈압

체중도 줄고 혈압 정상으로 돌아와

조연상 68세 010-5270-3223
성남시 수정구 산성동 428 창용빌라 101호

평상시 술도 많이 먹고 혈압이 높았는데 이대성 야채수를 복용후 부터는 혈압도 낮아졌고 몸이 비대했는데 체중도 줄어졌고 몸이 가뿐하여 직장에도 꾸준히 잘다니고 건강 좋아져 기분이 좋습니다.

12. 요통, 견비통, 오십견

만성피로와 허리통증이 좋아졌다.

현달섭 58세 010-7584-2335

평상시 몸이 피곤하고 어깨, 허리도 아프고 했는데 이대성 야채수를 복용후 부터는 몸이 너무나 좋아져 사업하는데 지장없이 건강히 지내고 있다. 그전에는 늘 만성피로에 찌든 모습이었다. 병원에서는 오십견이라고 하면서도 치료는 되지 않았었다.

어깨와 허리 통증이 해소

이향순 67세 010-5357-7602
구로구 구로4동 770-23번지 수도빌라 303호

언제부터인지 항상 피곤하고 어깨와 허리가 아팠는데 이대성 야채수를 먹고 나서 부터는 몸이 거뜬하고 아픈 곳이 없어 직장생활 하는데 지장없이 잘ㅠ지내고 있습니다. 건강이 좋아지니 좋은 점이 한두가지가 아닙니다.

13. 불면증

**오랫동안 계속되어 온 불쾌감이 없어지고
불면증도 없어졌다.**

(농업, 45세)

 나는 야채수와 현미차를 먹기 시작한지 불과 2개월 밖에 되지 않았지만 그 굉장한 효과에 놀라고 있다. 나는 항상 혀가 하얗고 위에 물이 고인 듯 한 느낌이 들며 1년 내내 감기를 달고 살고 있다. 위가 이와 같으므로 야채수를 먹을 수 있을까 하고 걱정했는데 먹기 시작하자 그 불쾌감도 어느새 없어져 버렸다. 나는 이제까지 여러 가지 요법을 해 보았으나 모두가 일시적인 효과가 있을 뿐 낫지는 않았다. 그리고 금년 겨울은 아직 감기도 들지 않고 헛바닥의 이상도 없어졌다. 눈도 한결 시원해졌다. 이제까지는 병원에서 여러 가지 검사를 받았는데 이상이 없다는 진단이었다. 그러나 나는 항상 몸이 무겁고 불쾌감이 있었다. 그런데 지금은 그것도 말끔히 없어지고 건강해서 즐겁게 생활하고 있다. 저녁에도 숙면을 할 수 있다.

14. 관절염, 통풍, 류마티스

관절염, 통풍, 류마티스 낫고부터
축구 다시 시작

(57세, 남 사업 서울 동대문구 신설동)

발가락과 손가락 관절 때문에 엄청 고생을 많이 했다. 병원에서는 관절염이라고 했다가 또 어떤 의사는 류마티스라고 하면서 고칠 수 없다고 하기도 했다. 주변의 소개로 관절염 잘 고친다는 병원엘 갔더니 통풍이라고 하면서 약을 먹으면서 음식조절에 특히 신경을 쓰라고 했다.

젊을때에는 축구를 좋아했는데 발가락이 아프고 부터는 그만두었다. 어떤때는 발가락 끝에서부터 발등까지 퉁퉁 부을때도 있었다. 어느날 식당에서 주문한 음식을 기다리다가 우연히 건강신문을 보게 됐다. 야채수 책을 소개한 광고를 봤는데 책 저자가 방송에도 많이 소개됐다는 것이었다. 그렇게 야채수를 알게 돼 관절염과 통풍, 류마티스를 고칠 수 있었다. 발가락이 아프지 않고부터 다시 젊을때부터 좋아하던 축구도 하고 있다.

15. 다이어트

야채수 복용후부터 몰라볼 정도로 날씬해졌다.

(주부, 70세 부산시 해운대구)

개인 택시일을 하던 남편이 만성 질환으로 오래동안 앓다가 3년전에 돌아가셨다. 남편 병 수발 하고 자식들 뒷바라지 하느라고 정신없는 세월을 보냈다. 그동안 내 건강을 돌볼 겨를이 없었다. 그러다보니 스트레스성 살인지 체중이 70키로를 훨씬 넘을 정도로 비만이 됐다. 혼자 되고부터 수영도 하고 에어로빅도 하면서 살을 빼려고 노력했으나 소용이 없어 포기하고 있었다. 그러던 차에 야채수를 소개받아 복용하게 되었다. 이제 일년 정도 지났는데 그전에 알던 사람들이 몰라볼 정도로 날씬해졌다. 야채수를 복용하면서 운동을 계속한 때문인지 다이어트 효과가 너무 좋았다. 날마다 변을 시원하게 잘 보게된 것도 도움 된 것 같다는 생각이다.

16. 기타(숙취, 수족 냉증, 식욕증진)

숙취

컨디션 좋아지고 숙취도 없어져

(TV MC, 55세)

나는 별로 몸이 약한 편은 아니었으나 50대가 되면서 여러 가지로 건강에 신경이 쓰이게 되었다. 건강을 잃고 나서 비로소 중요하다는 것을 알게 되는 것이다. 5년 전에 당뇨병을 앓은 일이 있었다. 그러나 별 일은 없었으며 그 뒤로도 식사제한 등은 하고 있지 않으나 한 달에 한 번씩은 검사를 받고 있다.

그리고 2년 전에는 간염에 걸렸었는데 이것이 실은 병원에서 주는 약에 의한 약해였던 것이다. 그래서 그 뒤부터는 약에 대한 공포증에 걸리기도 했다. 건강법에 대해서는 좋다는 것은 거의 다 해 보았다. 그러나 원래 건강법에 대한 전문가도 아니고 또 너무 막연해서 오래 계속할 수 없었다.

야채수를 만드는 것은 1주일에 한 번씩 하는데 재료는 흙을 털고 유리로 된 냄비로 끓이면 된다. 그리고 야채 찌꺼기는 다른 요리에 넣어서 먹으면 되고 야채수는 냉장해서 보관한다.

그리고 효과에 대해서는 아직 잘 모르지만 오직 몸의 컨디션이 좋아진 것만은 사실이다. 술을 마셔도 숙취를 모르게 되었으며 어쩌면 이것이 야채수 덕분이 아닌가 한다. 내가 야채수를 계속해서 먹고 있는 이유는 먹고 있는 동안에 벌써 그것이 습관이 되어 버렸기 때문이다. 온가족이 야채수를 먹고 당뇨병도 좋아지고 얼굴에 있는 기미도 없어졌다. 나도 종양이 생기기 쉬우니 주의하라는 말을 의사로부터 들어 항상 불안했는데 지금은 건강에 자신을 갖게 되었다.

수족냉증

수족냉증이 해결돼

한혜영 48세 010-3467-5366
수원시 권선구 동수원로 145번길 24 수원아이파크시티 201동 604호

항상 손발이 차고 배가 냉했는데 이대성 야채수를 복용후 부터는 몸이 따뜻하고 피곤함이 없고 직장생활하는데 지장없이 잘지내고 있습니다. 수족냉증이 없어지니 피곤하지도 않습니다.

식욕증진

음식을 가리지 않고 먹게돼

김종대 70세 010-5193-8982
동대문구 천호대로 103 신설동 광일빌딩 110호

대장에 종양이 있어서 몇차례 수술했으나 맵고 짠 음식을 못먹어 고생이 많았는데 이대성 야채수를 복용후에는 맵고 짠 음식도 잘먹고 건강해져 사업하는데 지장없이 잘지내고 있다. 음식을 마음대로 먹을 수 있어 무엇보다도 감사하다.

5부

야채수 궁금증 문답

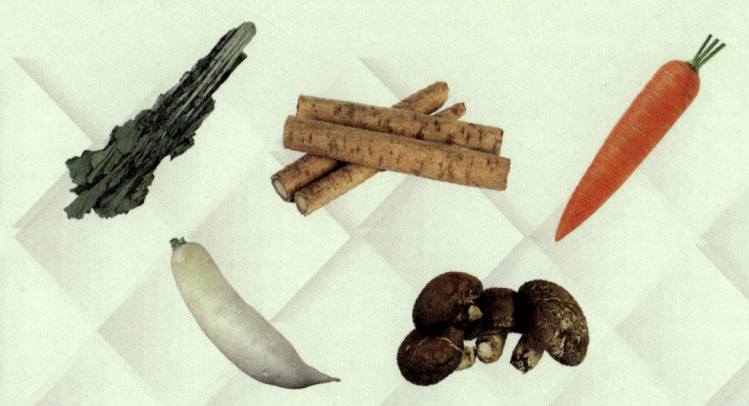

Q 야채수를 먹을때 술이나 담배, 커피 등은 피해야 되나요?

A 야채수를 먹고 있어도 술과 담배, 커피, 홍차 모두를 제한 없이 먹어도 된다. 그러므로 그러한 점은 걱정할 것이 없다. 다만 오히려 술이 강해진다. 아무리 혼합을 하여 마셔도 취하지 않고 내장이 튼튼해졌으므로 다음날도 숙취가 생기지 않는다. 야채수를 복용하게되면 어떤 사람에게나 술 때문에 혼나는 일은 없다. 숙취가 없으므로 그만큼 내장이 젊어져 있다.

야채수를 먹으면 이외에도 여러 가지로 몸의 컨디션이 좋아진다. 우선 통증이 있는 사람은 그것이 금방 가벼워진다. 야채수를 먹고 있는 사람은 체세포가 날마다 새롭게 바뀌어서 재생을 반복한다. 그래서 통증을 유발하고 있는 세포가 점점 없어져가게 된다. 또 뼈가 튼튼해져 골 다공증도 개선된다.

Q 직접 집에서 기른 채소가 아니라 무공해 유기 농원에서 만드는 야채라도 되는가? 시중에서 파는 재료로도 가능한가?

A 무공해 유기농원에서 나오는 야채는 어느 정도 믿을

161

수가 있다. 그러나 직접 손수 가꾼 야채면 더욱 좋을
것이다. 무공해농원에서 재배되는 것은 값도 좀 비쌀
것이고 또 우송료도 있을 것이다. 가장 바람직한 것
은 직접 손수 가꾼 무공해 야채지만 시중의 무공해 유
기농 야채도 상관없다.

Q 무잎이라고 하는데 잎은 작고 줄기만 있는 것도 있다. 그런 것도 괜찮은가?

A 무의 줄기에 잎이 붙어 있는 것이 있는데 그것도
역시 잎이다. 지상으로 나와 있는 것은 전부 잎인
것이다. 그러므로 크지 않더라도 무방하다.

Q 말린 무잎을 어떻게 구하는가? 다른 근채류의 잎을 대신 사용해도 되는가?

A 꼭 무잎이라야 한다. 다른 근채류의 잎은 당질이
많으므로 대체할 수가 없다. 무잎은 많이 날 때 따
서 건조시켜 보관해 두면 좋을 것이다. 야채수를
만드는 법은 꼭 제대로 지켜야 한다. 여기에 다른
종류의 야채를 넣으면 청산이 발생하는 수도 있
다. 그토록 무잎은 강력하며 조금만 잘못해도 위

험하다.

요즘은 사시사철 무가 생산되고 있으므로 말린 무잎을 구하는 것이 그다지 어렵지는 않을 것이다. 다만 무공해 유기농법으로 생산된 무우잎이라야만 한다.

Q 야채수와 현미차는 함께 먹으면 안되는 것인가?

A 안된다. 함께 먹으면 뱃속에서 서로 화학적으로 반응하여 그 효력을 감소시킨다. 그러므로 최저 15분 정도는 간격을 두고 먹도록 해야 한다.

Q 야채수 만드는 법은 무 1/4, 당근1/2과 같이 좀 막연한 분량으로 되어 있다. 무에는 크고 작은 것이 있는 법인데……정확한 분량은 어떻게 되는가?.

A 야채의 크기는 대개 표준적인 것을 고르면 된다. 그리고 물의 양은 야채 양의 3배를 넣으면 된다. 그러나 극단적으로 너무 작은 무를 1/4나 1/2로 하여 야채끼리의 밸런스가 깨지면 곤란하지만 이 점에 대해서는 너무 신경을 쓸 필요는 없다. 일반적인 보통의 크기를 기준으로 하면 된다.

Q 야채는 껍질째 사용해야 하는가? 농약이 묻어 있으면 껍질째 사용할 수가 없지 않는가?

A 물론 껍질째 사용해야 한다. 껍질 부분에 중요한 성분이 들어있기 때문이다. 흙이나 농약은 잘 씻으면 없어진다. 또 아무래도 그 점이 걱정된다면 무공해 야채를 사용하면 좋을 것이다.

토양에 힘이 있으므로 무농약 야채 쪽이 좋으나 그것을 억지로 찾을 필요는 없다. 보통 마트나 슈퍼에서 파는 야채라도 효과는 충분히 있다. 그래도 염려가 되면 무공해 재료를 구해서 껍질째 사용하면 된다.

Q 야채수를 만들 때의 냄비는 알루미늄이나 유리제품이라야만 하는가?

A 알루미늄이나 유리냄비가 아니면 안된다. 철냄비나 구리냄비, 토기냄비를 사용하면 야채수가 흐려져서 성분이 달라지게 된다. 또 법랑으로 된 냄비나 기타 가공한 냄비라면 거기에 묻은 약품이 녹아 나오게 된다. 또 야채수는 유리병에 보존해야 한다. 야채수라고 우습게 생각해서는 안된다. 야

채수에는 강력한 성분이 있는 것이다.

Q 야채수를 만든 다음에 남은 야채를 먹어도 되는가?

A 물론 먹어도 좋다. 야채수에 미처 녹아나지 않은 영양이 남아있기 때문이다. 나머지 야채는 된장국이나 기타 국에 넣어서 먹으면 좋을 것이다.

Q 야채수는 먹는 이외에는 달리 사용할 수 없는가.

A 분재나 정원수가 시들어졌을 때 거기에 쓰게 되면 놀랍도록 소생하게 된다. 또 병든 고양이나 개에게 먹여도 회복이 된다.

Q 야채를 썰 때의 크기는 어느 정도가 좋은가?

A 약간 크게 썰도록 한다. 작게 썬다고 해서 성분이 더 많이 녹아난다고는 말할 수 없다. 재료를 둘이나 셋으로 자르면 균형이 잡히는 야채수가 될 것이다. 이것은 몇 번이고 반복적인 실험을 하여 확인한 방법이다.

Q 야채수를 만들 때에 냄비 뚜껑은 어떻게 하는가?

또 보존할 때 냉동해도 되는가?

🅐 냄비는 반드시 뚜껑을 닫아야 한다. 또 야채수의 보존은 냉장이 원칙인데 냉동해도 관계는 없다. 필요에 따라 보관하면 된다.

부록

1. 새싹의 효능
2. 함초의 효능

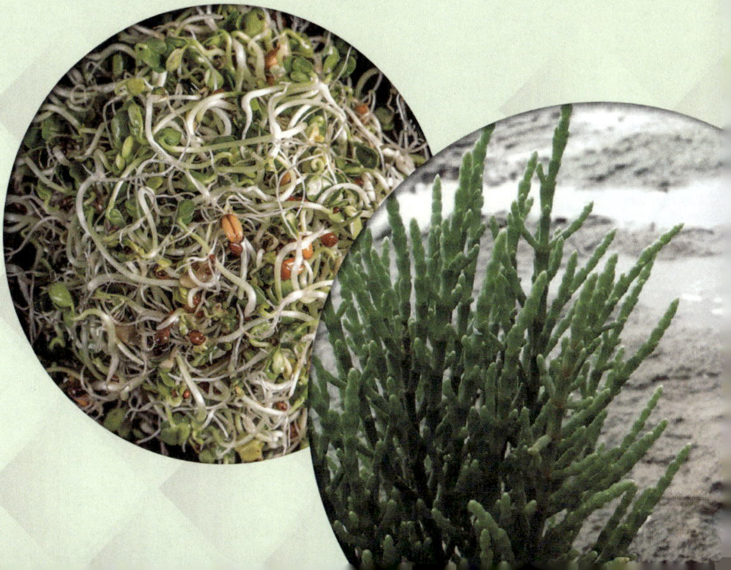

1. 새싹의 효능

1) 새싹이란?

새싹은 발아한지 일주일 정도 되어 본 잎이 나오기 전의 상태를 말한다. 두꺼운 껍질과 배아 속에서 안전하던 씨앗이 수분과 온도가 주어지면서 싹이 트는데 이 때 식물은 곰팡이, 박테리아 등의 외부의 적으로부터 자신을 방어하려고 씨앗 상태에서는 없었던 효소, 비타민, 각종 아미노산 등의 신물질을 합성한다. 씨앗에 따라 싹이 튼 지 3~9일 정도(본잎이 나오기 전의 어린 떡잎 상태)일 때가 이런 유용물질의 생산량이 최대가 되며, 2~3개월 후 열매에서의 특정치 보다 20~30배 까지도 더 많이 함유하는 것으로 알려져 있다.

2) 새싹의 효능

간장을 보호해주는 순무싹

무를 개량한 순무는 잎과 뿌리가 모두 맛이 좋다. 순무싹의 녹색 부분에는 항암 성분이 많이 포함되어 있으며 비타민 B가 많아 피부를 곱게 가꾸어 주는 역할을 한다. 간장의 활동을 돕고 간염과 황달에도 효과가 아주 좋다. 해독과 소염 작용으로 목에 염증이 생겼을 때 먹으면 염증을 가라앉혀 준다. 또한 칼슘 성분이 많이 함유되어 있어 성장기 아이나 뼈가 약한 사람에게도 도움된다. 독특한 향이 있고 씹는 맛이 좋아 요리 재료로 많이 쓰이는데 특히 국을 끓이면 국물 맛이 좋다. 일본과 중국 요리에 많이 쓰이는데 돼지고기 요리와 궁합이 잘 맞는다. 비타민이 풍부하고 소화를 돕는 작용을 해 된장으로 양념해 무치거나 토란조림, 스테이크등에 곁들여 먹어도 좋다 식욕을 자극시키고 소화를 도와주며 몸의 열을 내려주고 부기를 가라앉혀준다.

항산화 물질이 풍부한 알팔파싹

우리나라에서는 낯설지만 서양에서는 잘 알려진 콩과 다년생 초본이다. 콜레스테롤을 낮추는 효과가 있어 아르기닌, 리진, 스레오닌 등 항산화 물질과 비타민 A, K, U 등 영양소가 풍부하며 에스트로겐이 들어있어 갱년기 여성들에게 좋다. 육류 요리와 함께 먹으면 좋고 식이섬유가 많아 장건강과 피부미용, 다이어트에도 효과가 좋다. 아라비아어로 모든 식품의 아버지라는 뜻으로 칼슘과 철, 마그네슘, 등도 많이 함유되어 있다

변비치료에 효과적인 배추싹

시스틴이라는 아미노산이 포함되어 있어 피로회복에 도움을 준다. 비타민 C와 소다, 염소, 유산 등이 함유되어 있어 위장을 건강하게 하고 머리를 맑게 해준다. 열을 내리고 갈증을 덜어주어 여름철에 특히 좋은 식품이다. 배변을 원활하게 해 변비를 치료하는 효과도 있다. 어느 음식에나 잘 어울리기 때문에 생즙이나 샐러드, 비빔밥, 냉면, 국수, 김밥 등에 다양하게 활용할 수 있다.

노화방지, 피부미용에 좋은 양배추싹

배추싹과 비슷하지만 잎이 두껍고 털이 없으며 흰빛이 돈다. 비타민 A, B, C, K가 들어 있고 칼슘과 황, 염소, 셀레늄이 풍부하다. 황과 염소는 위와 장을 청소하는 역할을 하며 셀레늄은 노화방지, 피부미용, 정력강화에 효과가 있다. 맛이 순해서 샐러드로 만들면 좋다. 배추싹처럼 김밥, 비빔밥, 냉면, 국수 등에 다양하게 이용할 수 있다.

비타민이 풍부한 다채싹

비타민이라는 별칭으로 불릴 만큼 각종 비타민이 풍부하게 들어 있다. 맛은 담백하고 떫은 편이며 시금치보다 2배 많은 카로틴이 함유되어 있어 비타민 A 부족으로 생기는 야맹증을 예방해준다. 국, 무침, 조림, 볶음 등 어떤 요리에도 잘 어울리며 어패류나 고기 요리에 넣으면 맛이 아주 좋다.

철분과 칼슘이 풍부한 설채싹

비타민A를 이루는 카로틴이 많이 들어 있고 피부를 보호하는 비타민 B군과 철분, 칼슘이 풍부하게 함유되어 있어 갱년기 여성들에게 특히나 좋다. 단단해 보이는 생김새와 달리 부드럽게 씹히며 단맛이 나며 데치는 요리나 볶는 요리에 넣어 먹으면 맛있다.

당뇨에 효과적인 완두싹

중국에서는 옛날부터 고급 건강채소로 분류돼 궁중요리에 빠지지 않고 등장한 재료이다 과거엔 완두콩 싹을 틔워 10cm 정도 자라면 잎을 따서 먹었으나 요즘은 더 어릴 때 잘라 먹는다. 비타민 B, C 등이 풍부하고 인, 철, 칼슘, 식이섬유가 많이 들어 있으며 당뇨와 스테미너에도 좋다. 완두 새싹채소 요리법은 생으로 먹어도 좋고 햄버거, 샐러드, 볶음요리에도 잘 어울린다

콜레스테롤을 낮추는 메밀싹

메밀의 싹을 틔워 콩나물이나 숙주나물처럼 재배하며 아스파틴산, 글루탐산, 라이신 등 항산화 물질이 다른 곡물이나 채소류에 비해 월등히 많이 함유돼 있다. 풍부한 루틴이 콜레스테롤을 낮추는 작용을 하고 각종 혈관 질환에 효과가 있으며 비만과 고혈압에도 좋다. 고기와 함께 먹으면 소화를 돕고 무침이나 국거리, 샐러드용으로

도 좋다.

녹두싹

해열, 고혈압, 숙취해소에 좋으며 비타민A, 비타민C가 많다.

보리싹

당뇨병에 좋으며 비타민은 시금치의 12배, 칼슘은 우유의 5배, 그외 칼륨, 엽산이 많다.

당뇨병에 좋은 이유는 알칼리성 식품이며 보리싹즙을 소주컵 한잔씩 마시면 잔병치레가 없어지고 간질환 예방에도 좋다.

항암 성분이 풍부한 브로콜리싹

대표적인 항암 식품으로 꼽힌다. 다 자란 브로콜리보다 새싹에 항암효과가 있는 설퍼라페인이 20배 많이 들어 있다고 한다.. 또 비타민 A를 만드는 베타카로틴이 함유되어 있어 야맹증 예방에 효과적이다. 육류와 같이 먹거나 샐러드로 먹으면 맛이 좋다. 특유의 향이 있어서 햄버거나 샌드위치에 넣어 먹으면 입맛을 돋운다.

브로콜리 새싹 효능이 갑자기 인기가 많아진 이유는 바로 그 안에 들어있는 스루호라환이라는 성분 때문인데 이 성분이 체내에 유입되면 생체효소를 보다 더 활발하게 움직일 수 있게 해주며 해독 작용 효과도 뛰어나서 알코올이 몸 안에 들어와 간에서 분해가 될 때 발생하는 아세트 알데히드의 분해를 촉진시켜준다.

 또한 항산화 작용이 뛰어나 몸 안에 활성산소를 제거해줌으로써 몸의 노화를 막아준다.

2. 함초의 효능

1) 함초란?

① 육지식물이면서도 바닷물속의 각종 성분을 흡수하여 광합성 작용으로 수분을 증발시키고 각종효소와 미네랄을 듬뿍 담고 자라는 미네랄의 보고 식물로 알려진 염생식물이다.

② 바닷물 속의 효소와 식이섬유질, 각종 미네랄을 함유하고 있으며 칼슘은 시금치의 5배, 칼륨은 시금치의 29배(전남수산연구소), 철분은 김, 미역, 다시마의 40배(SBS모닝와이드)이다. 천연 미네랄을 섭취하면 건강에 저해되는 체내의 노폐물과 독소들

을 체외로 배출시켜 숙변, 변비에 도움이 되며 자
체 치유력을 증강시켜 체내의 변화하는 반응을 본
인이 느낄 수 있다.

③ 일본의 의성 가이바라씨의 TMs 대화 본초라는 책
에는 함초(퉁퉁마디)가 불로장수하게 하는 귀한 풀
이라고 기록 되었고 1921년도에 일본 천연기념물
로 지정된 식물이다.

함초鹹草는 우리나라 서해안이나 남해안, 제주도, 울릉도, 백령도 같은 섬지방의 개펄에 자라는 한해살이풀로 우리말로는 퉁퉁마디라고 부른다. 전체 모양이 산호를 닮았다 하여 산호초라고도 한다.

특히 바닷물과 가까운 개펄이나 염전 주변에 무리 지어 자란다. 줄기에 마디가 많고 가지가 1~2번 갈라지며 잎과 가지의 구별이 없다. 잎은 다육질로 살이 찌고 진한 녹색인데 가을철이면 빨갛게 변한다. 꽃은 8~9월에 연한 녹색으로 피고 납작하고 둥근 열매가 10월에 익는다.

함초는 그 이름대로 맛이 몹시 짜다. 함초는 거의 지

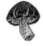

구상에서 유일하게 소금을 흡수하면서 자라는 식물이다. 중국의 오래된 의학서인 〈신능본초경〉에는 '함초초'로 일본의 〈대화본초〉에는 '신초神草' 또는 '복초福草', '염초鹽草'로 기록되어 있는 이 풀은 몸 안에 쌓인 독소와 숙변을 없애고 암, 자궁근종, 축농증, 고혈압, 저혈압, 요통, 당뇨병, 기관지천식, 갑상선기능저하, 갑상선 기능항진, 피부병, 관절염 등 갖가지 난치병에 탁월한 치료효과를 지니고 있다는 놀라운 약초이다.

2) 함초의 성분

함초는 다음과 같은 성분이 건강을 지켜준다고 한다.

① 클린

신경세포막을 구성하는 물질인 스핑고미에린을 합성하는데 반드시 필요한 만큼 세계적인 석학들은 함초를 "메모리 비타민"이라고 부를 만큼 뇌 안에서의 작용에 크게 기여 하여 수험생들의 학습 능력을 높일 뿐만 아니라 불치병인 알츠하이머병을 진정시킨다고 한다.

② 비테인

간의 독성 해소와 삼투압 조절에 중요한 역할을 해 지방간을 치유하는데 이보다 좋은 것이 없다고 한다.

③ 다당체

함초에는 풍부한 아미노산과 면역 기능을 높이는 다당체가 대량으로 함유돼 있다고 한다. 그 성분을 연구한 결과 기존의 동충하초, 상황버섯에 있는 면역기능을 능가한다고 한다.

④ 식이섬유

함초에는 식이섬유가 다량 함유하여 콜레스테롤과 당을 치료해 준다고 한다. 그리고 식이섬유가 장에 들어가 식염과 결합하여 발암물질들을 흡수 해 버린다. 그 결과 대장암과 혈압 상승을 막아 준다고 한다.

3) 함초의 효능과 효과

① 숙변을 없애고 변비를 고치며 비만증을 치료한다.

사람의 장벽에는 융털이라고 하는 작은 돌기가 빽빽하게 붙어있다. 이 융털에 음식물의 찌꺼기가 끼면 대장에서 영양분을 잘 흡수하지 못하게 될 뿐만 아니라, 음식물들이 장벽에 달라붙는다. 이것을 숙변이라고 하는데 함초는 이 숙변을 분해하여 몸 밖으로 내보내는 작용을 한다. 함초는 숙변을 분해하여 몸무게를 줄이고 변비를 치료한다.

② 고혈압과 저혈압을 치료한다.

함초는 혈액순환을 좋게 하고 피를 깨끗하게 하며 혈관을 튼튼하게 하여 고혈압과 저혈압을 동시에 치료한다. 함초는 심장을 튼튼하게 하고 혈액속의 콜레스트롤과 중성지방질을 제거하여 고혈압과 저혈압을 동시에 낫게 한다. 함초는 증혈작용도 뛰어나 빈혈증 치료에도 효력이 크다.

③ 축농증, 신장염, 관절염 등 염증을 치료한다

함초는 병원성 미생물을 죽이는 작용이 매우 세다. 어떤 종류의 항생제로도 효과가 없는 악성 늑막염 환자가 함초를 복용하고 나은 사례가 있고, 베체트씨병으로 목숨을 포기한 사람이 회복된 사례가 있다.

④ 피부를 아름답게 한다.

함초는 먹는 화장품이라고 할 수 있을 만큼 피부미용에 효과가 탁월하다. 숙변이 없어지면 피부가 깨끗하게 되기 마련이다. 기미, 주근깨, 여드름, 여성의 생리불순 등에 탁월한 효과가 있다.

⑤ 위장기능을 좋게 한다.

함초는 위장과 대장의 기능을 활발하게 하여 소화가 잘되게 하고 변비, 탈장, 치질을 낫게 한다. 함초를 먹으면 배가 뻐근해지고 소리가 나며 방귀가 많이 나오는 것은 함초가 위와 장벽에 쌓인 노폐물을 분해하기 때문이다.

⑥ 기관지천식과 기관지염을 치료한다.

함초는 기관지점막의 기능을 좋게 하여 기관지 천식을 완화하거나 치유한다.

⑦ 당뇨병의 혈당치를 낮춘다.

함초를 복용하면 혈당치가 차츰 정상으로 회복된다. 함초 생즙을 복용하여 당뇨병을 개선한 사례가 적지 않다. 함초의 섬유질이 장에서 당질섭취를 억제하고 췌장의 기능을 되살려 당뇨병을 근본적으로 치유한다.

⑧ 기타

암세포의 성장을 억제하고 발기부전, 조루, 성욕감퇴, 여성의 불감증, 남성피로 등이 없어진다. 또한 정신을 집중하게 하고 머리를 맑게 하는데 도움이 된다.

이 밖에도 함초의 효능은 무궁무진하다. 심장순환기계 질병과 만성병, 피로, 간장질환 등 거의 모든 질병에 효과가 있다. 함초를 복용하면 어떤 사람이든지 식욕이 늘고, 혈색이 좋아진다. 함초에는 바닷물에 녹아 있는 모든 미량 원소가 농축되어 있으므로 맛이 짜고 무게가 많이 나가는 식물이다. 그리고 함초에 들어 있는 소금 성분은 바닷물 속에 들어 있는 독소를 걸러 낸 품질이 가장 우수한 소금이라 할 수 있다.

4) 함초의 복용방법과 명현현상

함초를 먹는 방법에는 여러 가지가 있다. 생즙을 내어 먹을 수도 있고, 말려서 가루를 내거나 환을 만들어 먹을 수도 있다. 말린 것으로는 처음에는 하루에 4그램쯤씩 4~5일 먹다가 차츰 양을 늘려 보름쯤 뒤에는 하루에 10~12그램씩 빈속에 먹는다. 함초는 그 신비와 놀라운 효능이 아직까지 베일에 가려져 있는 놀라운 약초이다. 함초는 세계 어느 곳보다 우리나라 서해안에서 제일 많이 자라는 산삼, 녹용을 능가하는 세계적인 보물이다.

함초를 복용하게 되면 다음과 같은 명현현상이 나타난다.

함초를 복용하고 나서 쉽게 숙변이 나오는 사람과 여러 가지 반응이 나타나는 사람이 있다. 숙변의 독소가 많은 사람은 배가 몹시 아파온다. 이런 현상은 대개 함초를 먹기 시작한 후 10일쯤 되면 검은색 또는 흑갈색의 점변이 나오는데 평소의 2~3배의 변이 나온다. 이것이 오랫동안 장벽과 겹쳐진 장의 주름과 홈 속에 쌓여 있었던 숙변이다. 이 숙변이 나오게 되면 머리가 맑아지고

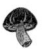

배는 시원하게 된다. 그런데 늦게 반응이 나타난 사람들은 대개 1~2개월 걸린다.

또 다른 명현반응은 장이 뻐근해지고 쿡쿡 쑤시기도 한다. 변에서 냄새가 심하게 나며, 입에서도 심한 악취가 난다. 그러면서 졸음이 심하게 온다. 이러한 반응은 체내에 축적되어 있던 노폐물과 독소의 분리가 시작되면서 그들이 나갈 곳을 찾아 활발하게 움직이기 때문에 나타나는 현상들이다.

이런 현상이 나타나지 않은 사람들은 습진과 가려움증이 나타난다. 이런 사람들은 대개 간장이나 신장 기능이 약한 사람들이다. 이런 반응들을 이기기 힘들게 되면 함초의 양을 줄이면 된다. 그러나 가장 좋은 방법은 이런 명현현상들을 이기는 것이 좋다.

5) 퉁퉁마디환은?

① 주원료를 퉁퉁마디(함초) 국내산과 산과, 들, 바다 식물들 중 음과 양의 조화로 상승효과를 거둘 아홉 가지를 전통적 민간요법으로 배합하여 환으로 만든 21세기 건강 도우미다.
② 성인은 1일 2~3회 80알씩 식간에 복용하며 상태에 따라 증감할 수 있다.
③ 명현현상 : 퉁퉁마디환을 복용하면 장이 뻐근하게 아프고 쿡쿡쑤시며 꾸르륵 소리가 나고 방귀가 자주 나오는 명현현상이 있으나 이는 장의 연동운동을 통하여 체내의 노폐물과 독소들을 밖으로 배출시키려는 일시적 현상이다.

절망에서 야채수로 다시 찾은 나의 새생명
이대성 야채수 건강법

초판 1쇄 | 2018년 07월 25일
개정판 1쇄 | 2018년 10월 05일

편　자 | 이대성
발행인 | 윤숭천
발행처 | 건강신문사

등록번호 | 제25100-2010-000016호

주소 | 서울특별시 은평구 가좌로 10길 26
전화 | 02)305-6077(대표)　　팩스 02)305-1436 / 0505)115-6077

인터넷건강신문 | www.kksm.co.kr / www.kkds.co.kr

ISBN 978-89-6267-096-7 (03510)

◆ 잘못된 책은 바꾸어 드립니다.
◆ 이 책에 대한 판권과 모든 저작권은 모두 건강신문사에 있습니다.
◆ 허가없는 무단인용 및 복제 · 복사 · 카페 · 블로그 · 인터넷 게재를 금합니다.